혈관을
강하게 만드는
걷기

KEKKAN O TSUYOKU SURU ARUKI KATA

by Tadaaki Kizu, Tsukasa Inajima

Copyright © 2014 by Tadaaki Kizu, Tsukasa Inajima

Illustrations © 2014 Tomoe Sasaki

All rights reserved.

First published in Japan 2014 by TOYO KEIZAI INC.

Korean translation rights arranged with TOYO KEIZAI INC.

through Shinwon Agency Co.

Korean translation edition copyright © 2017 by

JEONGJIN PUBLISHING COMPANY.

혈관을 강하게 만드는 걷기

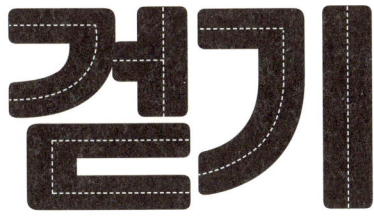

| 파워하우스 근육이 건강을 결정한다 |

기즈 다다아키 KIZU 카이로프랙틱 그룹 대표원장

이나지마 츠카사 도쿄대학 의학부 부속병원 순환기 전문의 · 의학박사

조은아 옮김

정진 *Life*

●머리말

미국의사회가 발행하는 의학잡지에 2011년 흥미로운
조사결과가 게재되었다.

'빠르게 걷는 사람일수록 장수한다.'

65세 이상 남녀 34,485명을 조사한 결과 빠르게 걷는
사람일수록 장수한다는 사실이 확인되었다. 성별이나 질
환 유무를 감안해도 결과는 같았다.

영국의사회가 발행하는 의학잡지(2009년)도 천천히 걷
는 사람은 빠르게 걷는 사람에 비해 심장이나 혈관에 관
련된 질환으로 사망하는 확률이 약 2.9배나 높다고 보고
하였다.

건강하게 장수하기 위해 운동이 중요하다는 것은 누구
나 인정하는 사실이다.

건강을 위한 운동습관 중에서도 특히 '빠르게 걷기'가
장수나 심장혈관계 질환의 예방으로 이어진다는 사실이

밝혀지고 있다.

　그 외에도 발표된 건강과 걷는 속도에 관한 조사결과는 더 있다.

> ● 고혈압의 개선
> ● 콜레스테롤 수치의 개선
> ● 당뇨병의 예방
> ● 심장질환의 억제

　빠르게 걷게 되면 혈관에 적당한 부하가 가해지기 때문에 혈관이 강화된다.

　혈관강화란, 주로 혈관이 수축되거나 이완되는 능력을 유지하는 것 그리고 혈관이 좁아지거나 막히거나 손상되지 않도록 하는 것을 뜻한다.

　'사람은 혈관과 함께 늙는다.'고 한다. 누구나 나이가 들면서 혈관도 함께 노화된다.

　그러나 혈관에 적당한 부하를 가하는 운동을 실시함으

로써 혈관의 노화를 늦춰 혈관을 젊게 유지할 수 있다.

여기서 핵심은 '적당한 부하'라는 점이다.

격렬한 운동을 하면 혈관이나 심장에 과도한 부하가 가해지기 때문에 오히려 혈관을 손상시키게 된다. 건강을 위해 시작한 운동이 오히려 혈관의 노화를 가속시키는 것이다.

또 관절에 무리한 힘이 가해지는 잘못된 방법으로 걷거나 몸이 틀어진 채로 빠르게 걸으면 허리나 무릎이 손상되어 통증을 유발하게 된다. 통증 때문에 몸을 움직이는 것조차 힘들어지는 경우도 있다.

몸이 아파서 운동부족 현상이 일어나면 혈관도 관절도 점점 노화된다. 혈관이나 관절이 노화되면 더욱 운동이 힘들어져 질환을 진행시키는 악순환의 고리에 빠지고 만다.

그렇다면 혈관에 적당한 부하를 가하면서 관절에 과도한 부담을 주지 않게 하려면 어떻게 하면 될까?

그것은 올바른 자세로 빠르게 걷는 것이다.

올바른 자세로 빠르게 걷게 되면 관절에 부담을 주지 않고 혈관의 노화를 예방할 수 있다.

이 책에서는 빠르게 걷기의 효과와 그 방법을 소개한다.

건강하게 장수하기 위해 일상생활에서 올바른 자세로 빠르게 걷기를 습관화하도록 하자.

2014년 6월

이나지마 츠카사

차 례

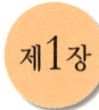

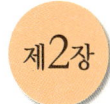
제2장

사람은 혈관과 함께
나이를 먹는다

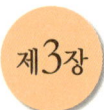

제3장 파워하우스 근육이 혈관을 강하게 한다!

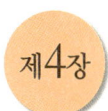

제4장

올바른 자세를 터득하면 빠르게 걸을 수 있다

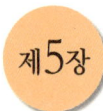

제5장 빠르게 걸으면 인생이 달라진다!

제1장

장수하고 싶으면
천천히 걷지 마라!

·장년기층을 갑자기
  위협하는 무서운 질병

최근에 심근경색이나 뇌졸중 등으로 사망하는 사람이 연간 10만 명을 넘고 있다. 게다가 **40대, 50대 중장년층이 한창 일할 나이의 심근경색이나 뇌졸중이 늘어나고 있는 추세이다.**

후생노동성(한국의 고용노동부와 보건복지부를 합친 일본의 행정기관)이 발표한 '2011년 환자 조사'에 따르면, '심장질환(고혈압성 질환을 제외)' 161만 2천 명, '뇌혈관질환' 123만 5천 명, '고지혈증' 188만 6천 명, '고혈압성 질환' 906만 7천 명, '당뇨병' 270만 명으로, 심장혈관계 질환을 앓고 있는 사람이 '악성신생물(암)' 152만 6천 명보다도 압도적으로 많았다.

일본인 사망자의 원인별 순위(2013년)를 보면 1위인 암이 전체의 28.8%를 차지하며 이는 30년 이상 지속되고 있다.

2위는 심장질환 15.5%, 3위는 폐렴 9.7%, 4위는 뇌혈관질환 9.3%이다.

심장질환과 뇌혈관질환은 별도로 분류되어 있지만, 실은 모두 혈관에 관련된 질병이다. 혈관이 막히거나 터져서 생기는 질환이기 때문이다.

그렇기 때문에 **이 두 항목을 합치면 24.8%가 되어 사망원인 1위인 암을 맹추격하는 수준이다.**

하루가 다르게 진화하는 일본의 의료는 의료기술이 뛰어나고 응급의료의 기반도 잘 갖춰져 있다. 심장질환이나 뇌혈관질환은 돌연사에 이르는 무서운 질병이지만, 간신히 생명을 건지는 사람들도 많다. **심장질환에 걸린 사람의 약 80%, 뇌혈관질환에 걸린 사람의 약 90%가 응급의료 덕에 목숨을 건진다고 한다.**

단, 목숨을 건졌다고 해도 후유증이 남는 경우가 적지 않다.

중증인 경우 반신불수나 언어장애, 치매 등의 후유증이 남는 것이다. 경우에 따라서는 누워서 생활하게 되거나 간병이나 지원이 필요해지는 경우도 적지 않다.

필자(이나지마)가 근무하는 도쿄대학 의학부 부속병원

순환기내과에서는 심장질환 치료를 받은 환자를 대상으로 퇴원하기 전까지 사회복귀, 재발예방, 삶의 질 향상을 목적으로 심장재활치료를 시행하고 있다.

 퇴원한 환자의 **재발예방을 위해서는 식사요법이나 금연과 더불어 운동요법이 효과적이다.**

 세면, 화장실, 샤워, 복도 걷기 등의 가벼운 동작을 시작으로 단계적으로 부하를 늘려가면서 유산소 운동을 중심으로 약해진 심기능이나 체력의 회복을 지향한다.

 재활치료는 재발예방뿐 아니라 건강한 사람의 심장질환 예방에도 효과가 있다.

 카이로프랙틱 원장이며 친구이기도 한 공동저자 기즈와 이런 대화를 나누던 도중 그도 필자(이나지마)와 같은 의견을 갖고 있다는 사실을 알게 되었다.

 언뜻 보기에 심장재활치료와 카이로프랙틱은 관련성이 없는 것으로 생각되지만 사실은 매우 밀접한 관련성이 있다.

 카이로프랙틱을 찾는 30~60대 대부분의 환자들은 운동부족으로 인해 허리와 다리통증으로 고생하고 있다.

그렇기 때문에 허리와 다리의 통증 →운동부족→동맥경화 상태→혈관이나 심장에 미치는 위험성 증대→간단한 운동(계단오르기 등)만으로도 숨이 참→운동기피→허리와 다리, 심장기능의 악화 가속→변형성 관절증이나 심장질환의 발생이라는 악순환에 빠지는 것이다.

이런 악순환의 고리에 빠져들지 않도록 하려면, 건강한 심폐 기능과 함께 튼튼한 다리와 허리를 유지하는 것이 중요하다.

근골계의 변형을 치료하여 심장질환이나 뇌혈관질환을 예방하기 위해서, 체간이나 혈관을 강하게 하는 트레이닝을 일상생활에 간단하게 도입할 수 있다면 변형성 관절증이나 심장질환 예비군을 대폭으로 줄일 수 있다.

이것이 본서에서 소개하는 혈관을 강하게 하는 걷기인 것이다.

운동하지 않는 사람의 사망률은 운동하는 사람의 3.4배

국제적 권위를 인정받고 있는 의학잡지 중 하나인 영국 의사회가 발행하는 「BMJ(British Medical Journal 영국의학잡지)」에 2011년 보고된 흥미로운 연구조사가 있다.

40~79세의 27,738명을 13년 간 조사한 결과, **하루 1시간 이상 걷는 사람은 걷지 않는 사람에 비해 장수하며, 특히 남성의 경우 하루 1시간 이상 걷는 사람은 걷지 않는 사람에 비해 1.38년 수명이 길다고 한다.**

운동 중에서도 걷는 것이 질병을 예방한다는 사실은 이미 잘 알려져 있다. 특히 심장이나 혈관질환의 원인인 고혈압, 당뇨병, 콜레스테롤 수치 이상 등에 효과가 있는 사실을 실증하는 연구조사 결과가 전 세계에 걸쳐 다수 보고되었다.

또, 운동을 하지 않는 사람, 걷지 않는 사람은 혈압이나 혈당치, 콜레스테롤 수치가 높아지고, 그 결과 심장이나 혈관의 질병으로 이어질 확률이 높다는 조사결과도 발표된 바 있다.

미국의사회가 발행하는 「JAMA(Journal of American Medical Association 미국의학협회지)」는 앞서 설명한 BMJ와 마찬가지로 세계적으로 권위 있는 의학잡지 중 하나이다.

JAMA도 2011년에, 운동하는 습관이 없는 사람은 운동하는 습관이 있는 사람에 비해 사망할 위험성이 높아진다는 사실의 실증적 역학조사결과를 보고한 바 있다.

13,544명의 남녀를 평균 8년에 걸쳐 추적조사한 결과, **운동하지 않는 사람의 사망률은 운동하는 사람의 3.4배나** 된다고 한다.

외국뿐 아니라 일본에서도 이 같은 결과가 발표되었다. 순환기 분야의 최고봉이라 불리는 의학잡지 「서큘레이션」에도 1998년에 유사한 데이터가 보고되었다.

평균 나이 48세인 일본인 남성 3,331명을 대상으로 혈압, 혈당치, 콜레스테롤 수치, 중성지방 등 심장혈관계 질환의 발생위험도를 조사한 결과, **주 3회 이상 운동하는 습관이 있는 사람들과 비교했을 때 운동하는 습관이 없는 사람들은 위험도가 약 1.4배였다**고 한다.

천천히 걷는 사람은 빨리 걷는 사람에 비해 심장질환에 걸릴 확률이 약 3배나 높다!

최근에 보고된 연구 보고에서 운동습관뿐 아니라 '**걷는 속도**'가 장수나 건강과 관련이 있다는 사실이 밝혀졌다.

2011년 「JAMA」에는 65세 이상의 남녀 34,485명을 분석한 결과, 걷는 속도가 빠른 사람일수록 장수한다는 사실이 보고되었다. 특히 남성보다 여성에게서 더욱 확연한 결과가 확인되었다.

빠르게 걸으면 산소소비량이나 심장박동수가 올라가고, 골격근과 혈관에 적당한 부하가 가해져 여러 질환을 예방할 수 있기 때문이다.

후생노동성은 「건강일본 21」을 통해 '보행 중심의 신체활동을 증가시키도록 하자.'라고 제안하면서 건강유지를 위한 운동으로서 보행을 장려하고 있으며, 그 목표로 걸음수나 거리늘리기에 더해 '빠르게 걷기'를 추가하였다.

빠르게 걷는 사람은 장수한다.

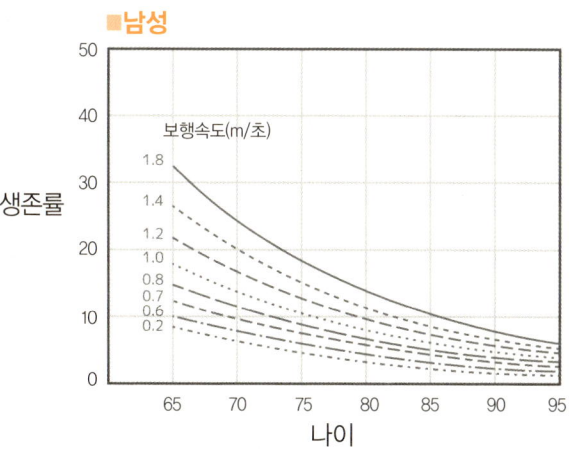

■남성

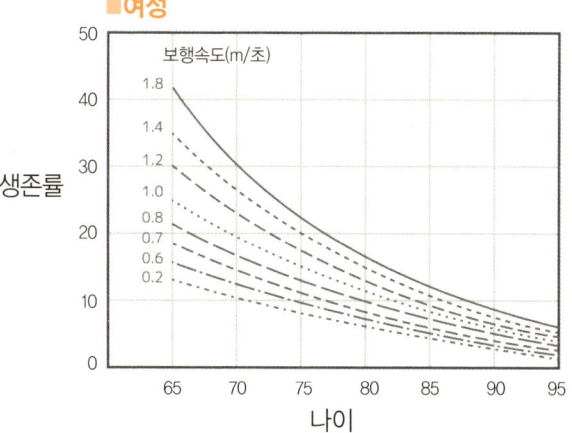

■여성

주) 65세 이상의 지역주민 34,485명을 조사한 결과 보행속도가 빠를수록 생존률이 길어진다는 사실이 밝혀졌다.
출처) JAMA 2011 ; 305 ; 1:50

또 「BMJ(2009)」도 프랑스의 65세 이상 남녀를 약 5.1년 간 조사한 결과, 천천히 걷는 사람은 빠르게 걷는 사람에 비해 사망률이 약 1.4배 높다고 보고했다.

특히, 심장이나 혈관에 관련된 질병의 사망률은 약 2.9배나 높아진다고 하였다.

빠르게 걷기에는 많은 이점이 있다. **특히 고령자에게 빠르게 걷기는 건강을 유지하기 위해 매우 중요한 일이다.**

자신의 걷는 속도가 빠른지 느린지를 간단하게 판단하는 방법이 있다.

전국 어디에나 있는 횡단보도는 보행자가 '1초에 1미터'의 속도로 걷는다는 것을 전제로 설치되어 있다. 어디까지나 대략적인 기준이지만, 청신호로 바뀐 순간 횡단보도를 건너기 시작해서 다 건너기 전에 신호등이 깜빡거리기 시작한다면 당신의 보행속도는 느린 편이라고 보면 된다.

빠르게 걷기는 건강으로 이어진다. 그러나 **잘못된 방법으로 빠르게 걷기를 시도하면 허리나 무릎을 상하게 만드는 경우도 있기 때문에, 건강을 지키기는커녕 반대의 결과**

느리게 걸으면 심장혈관계 질환에 걸리기 쉽다.

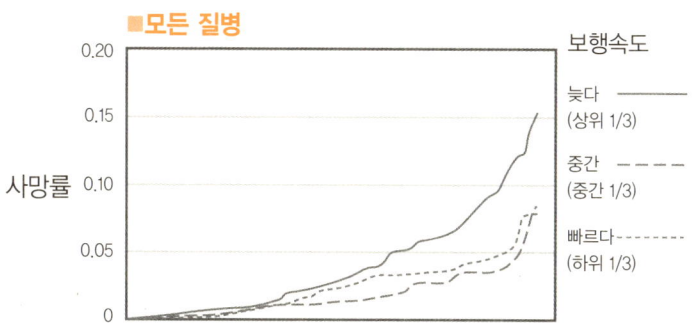

■모든 질병

보행속도

늦다 ———
(상위 1/3)

중간 ----
(중간 1/3)

빠르다------
(하위 1/3)

사망률

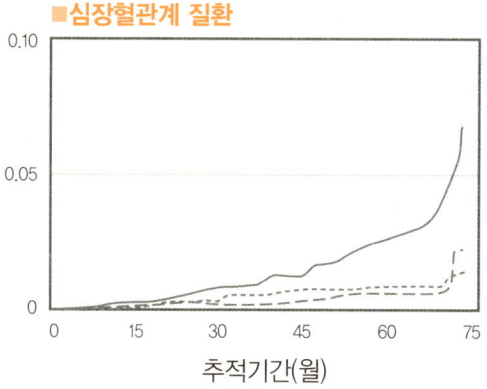

■심장혈관계 질환

추적기간(월)

주) 프랑스의 65세 이상의 남녀를 평균 5.1년 간 추적 조사한 결과, 보행속도가 늦은 사람은 빠른 사람에 비해 심장혈관계 질환으로 사망할 확률이 약 2.9배 높다는 사실이 밝혀졌다.
출처) BMJ 2009 ; 339 : B4460

를 불러오는 경우도 있다.

인간의 가장 특징적인 움직임은 두 다리로 서서 걷는 것이다. 이족보행은 생물 중에서 인간이 처음으로 이룬 행위이다. 그런 의미에서 인간은 이족보행의 선구자라고 할 수 있다.

당신은 학교에서 올바르게 걷는 법에 대한 트레이닝을 받은 적이 있는가? 있다고 대답할 수 있는 사람은 소수에 불과할 것이다. 걷는 법은 배우지 않아도 누구나 할 수 있다고 생각하는 사람이 압도적으로 많다고 본다.

세계적으로 유명한 의사인 윌리엄 오슬러 박사는 '사람은 혈관과 함께 나이를 먹는다.'고 말한 바 있다. 그는 19~20세기에 걸쳐 미국 의학교육의 기초를 다지고 일본의 의학계에도 크고 다양한 영향을 미쳤다.

우리가 스스로 혈관의 노화를 알아차리는 것은 불가능한 일이다. 눈에 보이는 외관의 노화는 '피부가 노화됐다.' 혹은 '흰머리가 늘었다.'며 바로 알아차리는 사람은 있어도, '혈관이 노화됐다.'고 자각하는 사람은 없을 것이다.

심장질환이나 뇌혈관질환 등 혈관에 관련된 질병은 눈에 띄는 자각증상도 없고 어느 날 갑자기 나타나게 된다. 이런 점이 혈관질환의 가장 무서운 일일 수 있다.

평소와 똑같은 생활을 하는 중에도 혈관은 몸속에서 조금씩 그 상태를 악화시켜, 어느 날 갑자기 발작을 일으키게 된다.

건강하게 장수하기 위해 올바른 자세로 빠르게 걷는 방법을 터득하자. 그렇게 되면 허리나 무릎에 부담을 주지 않고 빠르게 걸을 수 있고, 또한 혈관을 강하게도 할 수 있다.

뇌졸중에 걸리는 사람은 도시보다 지방에 많다.

뇌혈관이 파열되거나 막혀서 뇌에 혈액이 도달하지 않게 되어 뇌신경세포에 장애가 일어나는 질환을 '뇌졸중'이라고 한다.

뇌졸중에는 크게 다음과 같은 세 가지가 있다.

> **뇌경색**·····················뇌의 혈관이 막힘
> **뇌출혈**·····················뇌의 혈관이 파열됨
> **지주막하출혈**··········뇌의 동맥류가 파열됨

위 세 가지 모두 생명에 지장을 줄 뿐 아니라 설령 목숨은 건질지언정 일상생활에 크나큰 지장을 받아야 하는 질환임에도 불구하고, 예방을 하지 않으면 발병할 가능성이 크다.

평소에 혈관의 노화를 늦추는 식생활이나 운동습관을 의식하면서 생활하면 예방이 가능한 질환이다.

그런데 대도시와 지방을 비교했을 때 어느 쪽이 뇌졸중에 걸리는 사람이 많다고 생각하는가?

의외로 **도시에 비해 지방에서 압도적으로 뇌졸중에 걸리는 사람이 많았다.**

왜 그럴까?

주된 이유로 다음과 같은 두 가지를 꼽을 수 있다.

- **도시보다 지방에 사는 사람의 염분 섭취량이 많다.**
- **지방에 사는 사람은 근거리 이동에도 자동차를 사용하는 경향이 있고 운동량도 적다.**

또 보행속도의 차이도 이유로 들 수 있다. 도쿄나 오사카와 같은 도시에 사는 사람과 지방에 사는 사람의 보행속도를 비교해보면, 도시에서는 시속 5km, 지방에서는 시속 4km이다. 즉, 도시에 사는 사람들의 걷는 속도가 빠르다는 사실이다.

마찬가지로 해외에서도 지방보다 도시에 사는 사람들의 걷는 속도가 빠르고 보폭도 크다는 사실이 밝혀졌다.

걷는 속도가 빠른 도시에서 뇌졸중 등 혈관 관련 질환

에 걸리는 사람이 압도적으로 적으며, 빠르게 걷기는 혈관 강화로 이어지는 것이다.

왜 빠르게 걷는 것이 혈관에 좋은 영향을 미칠까?

빠르게 걸음으로써 혈관에 적당한 부하를 가하면 혈관을 강하게 할 수 있기 때문이다. 혈관이 강해진다는 것은 구체적으로는 혈관의 수축이완 능력이 유지되는 것을 말한다.

이 능력은 나이를 먹을수록 줄어들기 때문에 건강하게 생활하기 위해서는 이 능력을 유지하는 것이 매우 중요하다.

그러나 여기서 주의할 점은 너무 **강도 높은 운동은 역효과를 일으킬 수 있다는 것이다.**

가벼운 운동이라도 어느 정도 혈압이 올라가는데, 무리한 운동은 혈관을 압박해서 혈압을 과도하게 상승시키게 되기 때문이다.

그 결과 혈관을 손상시키게 되어 건강을 위한 운동이 역효과로 이어지고 마는 것이다.

심장박동수를 올리는 운동이 혈관을 강하게 한다!

최근 들어 조깅이나 워킹이 젊은층부터 중장년층에 이르기까지 폭넓은 층에서 인기를 얻고 있다. 혈관을 강하게 하기 위해 단순히 혈관에 적당한 부하를 가하면 된다고 한다면, 워킹보다는 조깅이 효과적일 것이라고 생각하기 쉽다.

하지만 그것이 반드시 옳다고는 할 수 없다.

앞서 설명한 바와 같이 **운동강도가 너무 높으면, 즉 격한 운동을 하면 혈관이 조여져서 혈압이 올라가고 고혈압 상태를 만들기 때문이다.**

운동을 하려면 근육에 많은 양의 산소가 필요하다.

산소가 대량으로 필요하다는 것은 산소를 옮기는 혈액이 많이 필요하다는 뜻이고 혈류속도도 빨라지게 된다. 따라서 당연히 혈압이 올라간다.

격한 운동을 했을 때의 혈관과 혈액의 상태를 고무관과 거기서 나오는 물에 빗대어 설명하면 이해하기 쉬울 것이다.

고무관은 혈관, 물은 혈액, 물의 속도는 혈류라고 볼 수 있다.

고무관의 입구를 눌러서 부하를 가하게 되면 고무관에서 나오는 물은 '찍' 하고 멀리까지 나간다. 날아가는 물의 속도도 빠르다.

격한 운동을 했을 때 혈관은 고무관의 입구를 누른 것처럼 부하가 가해지기 때문에 혈류가 빨라지게 된다. 그렇기 때문에 혈액의 마찰 등으로 혈관이 손상을 입게 되는 것이다.

혈관에 가하는 적당한 부하는 혈관을 강하게 하지만, 부하가 너무 강하면 고혈압 상태를 만들어 반대로 혈관이 손상되는 것이다.

혈관의 안쪽에는 혈관을 강하게 만드는 데 매우 중요한 역할을 담당하는 내피세포가 있다. **혈압이 높으면 이 내피세포가 가장 먼저 손상된다.** 내피세포는 마찰 등 물리적인 압력으로 장애가 일어나는 경우가 많다.

이 내피세포에는 다양한 기능이 있으며, 혈전이 생기지 않도록 하거나 혈관이 수축되도록 지령을 내리기도 한다.

혈관이 높은 혈압에 노출되어 있으면 제일 먼저 내피세포의 이런 중요한 기능이 무너지게 된다.

그러면 손상된 내피세포가 내린 잘못된 지령에 따라, 수축돼서는 안 될 때 혈관이 꽉 조여지는 것이다.

그 결과 고혈압 상태가 더욱 진행되는 결과를 초래하게 된다.

그렇다면 혈관을 강하게 만들기 위해서 어떤 운동이 좋을까?

유산소 운동이다. 50세 전후의 경우, 1분 간 심장박동 수가 110~120 정도가 좋다.

이 상태가 혈관에는 거의 최적의 부하이다. 빠르게 걸으면 이와 같은 상태가 되는 것이다.

부하가 과하게 가해지지 않았는지를 알기 위해서는 대화가 가능한지를 대략적인 기준으로 삼으면 좋을 것이다.

평소에 운동을 하지 않은 사람이 갑자기 조깅을 하면 심장박동수가 올라가서 대화가 전혀 불가능하다.

또 골반이 틀어져 있는 등 근골계에 문제가 있는 사람이 조깅을 시작해서 다리나 허리를 상하게 만드는 경우도 적지 않다.

건강을 위해 혈관을 강하게 만들고 싶다면 조깅보다는 워킹, 바른 자세로 빠르게 걷기를 추천한다.

• 최적의 운동강도는
심장박동수와 나이로 결정된다.

최적의 운동강도는 나이에 따라 다르다.

구체적인 운동강도를 알기 위해서는 CPX(심폐운동부하시험) 검사를 받는 것이 가장 좋지만, 실제로 검사를 받으려면 여러 가지로 힘든 점이 많다. 더욱 간단하게 최적의 부하를 가하는 운동강도를 알 수 있는 방법은 없는 것일까?

사실은 있다. 바로 심장박동수이다.

심장박동수에는 최대 심장박동수와 목표 심장박동수가 있다.

최대 심장박동수란 더 이상 못 하겠다 할 정도의 운동을 했을 때의 심장박동수를 말한다. 평소에 운동을 하는 사람과 하지 않은 사람은 이 수치에서 차이를 보이는데, 본서에서는 평소에 운동을 별로 하지 않는 사람의 심장박동수를 기준으로 설명한다.

한편 목표 심장박동수는 혈관을 강하게 하는 최적의 운동 강도의 기준이 되는 심장박동수이며, 그렇기 때문에 이 심장박동수를 목표로 삼으면 될 것이다.

다음의 계산식으로 최대 심장박동수와 목표 심장박동수를 알 수 있다.

최대 심장박동수 = 220−나이
목표 심장박동수 = 최대 심장박동 수×0.6∼0.7

예를 들어 50세인 경우 최대 심장박동수는 220−50 = 170이고 목표 심장박동수는 170×0.6∼0.7 = 102∼119가 된다.

즉 심장박동수가 110 정도가 되도록 빠르게 걸으면 적당한 부하가 가해지게 된다. 120을 초과하면 부하가 조금 세다고 보면 될 것이다.

처음에는 무리하지 않는 범위 내에서 걷기 시작한 후, 적응이 되면 도중에 언덕오르기에 도전하면서 조금씩 부하를 늘려나가면 좋을 것이다.

최근에는 심장박동수를 측정할 수 있는 손목시계형 계측기가 비교적 저렴한 가격으로 판매되고 있다. 이들 계측기는 평균 심장박동수, 이동거리, 시간, 칼로리소비량 등을 간단하게 측정해준다.

기구를 사용하지 않고 간단하게 심장박동수를 체크하려면 자신의 맥박을 15초 동안 측정하고 그것을 4배로 계산하면 될 것이다.

심장박동수를 체크하는 습관이 생기면 평소에는 심장박동수가 120이었던 언덕길이 한 달 후에는 110으로 줄어들게 되었음을 확인할 수 있을 것이다. 3개월 후에는 숨이 차지 않고 쉽게 오를 수 있게 되면서 가벼워진 몸을 체감할 수 있게 된다.

이는 혈관이 단련되었다는 증거이다.

심장박동수의 변화로 자신의 몸이나 혈관상태를 파악하는 것은, 빠르게 걷는 것을 지속적으로 의식하기 위한 좋은 동기부여 방법이 될 것이다.

무산소 운동은
심장이나 혈관을 손상시킨다.

심장박동수를 기준으로 하는 것은 유산소 운동을 하고 있는지를 알기 위함이다.

산소를 세포에 효율적으로 공급할 수 있는 상태에서 실시하는 운동을 유산소 운동이라고 하고, 산소의 공급이 따라가지 못하는 상태를 무산소 운동이라고 한다.

혈관을 강하게 만들기 위해서는 유산소 운동이 필수이다.

무산소 운동을 하면 심장이나 혈관을 손상시킬 뿐 아니라 유산이 쌓이게 된다. 의학적으로는 유산이 발생하는 상태가 되면 운동강도가 너무 높아서 장기에 장애를 일으킨다고 알려져 있다. 심장박동수가 너무 높다는 것은 무산소 운동임을 알려 주는 신호다.

무산소 운동은 근력 트레이닝은 될 수 있지만, 지방의 연소 효율이 나빠져 심장이나 혈관에는 위험성이 높은 과도한 부하를 주는 운동이라고 할 수 있다.

유산소 운동과 무산소 운동을 전혀 다른 운동이라고 생

각하는 사람들도 많을 것으로 생각된다.

하지만 그것은 틀린 생각이다. 유산소 운동과 무산소 운동은 하나의 연장선상에 있기 때문에 어느 시점을 경계로 유산소 운동이 무산소 운동으로 바뀐다.

어느 시점부터 무산소 운동으로 바뀌는지는 나이에 따라 다르다. 같은 강도의 운동이라도 어떤 사람에게는 유산소 운동이 되고, 또 어떤 사람에게는 무산소 운동이 되기도 한다. 예를 들어 뛰고 있을 때 숨이 차고 대화가 불가능한 상태가 되면 무산소 운동으로 바뀌었다고 생각하면 좋을 것이다.

어느 정도의 부하에서 유산소 운동이 무산소 운동으로 바뀌는지를 알 수 있는 검사가 있다. 운동 중에 심장의 기능과 폐의 기능을 동시에 측정하는 검사로 CPX(심폐운동부하 시험) 검사라고 불리는 것이다.

CPX 검사를 통해서는 무산소 역치, 젖산 역치라 불리는 수치 외에 심장질환의 유무나 그 정도까지 알 수 있다. 의사는 심장질환, 고혈압, 당뇨병 등으로 운동요법이 필요한 사람에게 무산소 역치나 젖산 역치 등을 검사해서, 예를 들면 그 60%의 부하가 적용되는 운동을 지도하고 있다. CPX 검사는 병원에서 받을 수 있으나, 일부의 스포츠 짐 등에서 이 검사를 실시하는 곳도 있다.

또 의료기관에 가지 않더라도 **운동부하를 가했을 때의 자신의 감각을 이용해서 가장 효과적인 유산소 운동이 이루어지는 강도를 예측하는 방법도 있다.**

바로 '보그스케일'이라 불리는 것으로, 안정을 취할 때나 운동을 할 때 자각적으로 느끼는 상태와 심장박동수, 산소섭취량, 환기량, 젖산농도 등의 몸 상태를 관련지은 것이다.

보그스케일은 다음과 같이 수치가 설정되어 있다.

●매우 편안하다	7
●꽤 편안하다	9
●편안하다	11
●다소 힘들다	13
●힘들다	15
●꽤 힘들다	17
●매우 힘들다	19

혈관을 강하게 만드는 걷기

대략의 심장박동수(소수점 이하 반올림)는 보그스케일의 숫자를 10배 곱하여 구한다. 예를 들어, 앉은 상태로 독서를 하고 있을 때의 자각증상이 '매우 편안하다.'인 경우 보그스케일은 7이 되고 심장박동수는 대략 70 정도라고 예상된다.

보그스케일이 11~13일 때가 가장 효과적인 유산소 운동이 이루어지고 있다고 판단된다.

자극을 주지 않으면 영양은 뼈에 흡수되지 않는다.

적절한 운동부하가 가져오는 효과는 혈관을 강하게 만드는 것만이 아니다. 빠르게 걷기 위한 뼈나 근육, 관절을 단련시키는 데도 효과적이다.

관절을 형성하고 있는 뼈가 변형되거나 닳아서 극심한 통증을 유발하는 증상을 변형성 관절증이라고 한다. 체중의 부하가 가해지는 관절에 일어나며, 무릎에 발생하면 변형성 슬관절증, 고관절에 발생하면 변형성 고관절증이라 부른다.

후생노동성에 따르면 변형성 슬관절증 환자는 누적 1천만 명이며, 그 예비군까지 합치면 추정으로 약 3천만 명에 이른다고 한다.

변형성 슬관절증의 원인은 노화 및 오랜 세월에 걸쳐 무릎에 가해진 부담의 누적이다. 뼈나 연골은 몸 이외의 장기와 마찬가지로 자연스럽게 약해진다.

노화 외에도 변형성 슬관절증에 걸리는 원인은 다양하며, 무릎이나 뼈에 부담을 주는 요소가 많으면 많을수록 증상이 심해진다.

다음과 같은 사람들이 걸리기 쉽다.

- 운동부족인 사람
- 영양균형이 나쁜 사람
- 비만인 사람
- 오다리인 사람
- 육체노동을 하는 사람
- 격한 스포츠를 하는 사람

뼈나 관절을 튼튼하게 만들기 위해서 대체 어떻게 하면 될까?

뼈는 칼슘 등의 미네랄이나 단백질로 구성되어 있기 때문에 이러한 영양소들을 부족하게 하지 않는 것이 중요하다. 그러나 영양만 섭취한다고 전부 충족되는 것은 아니다.

뼈나 관절은 운동으로 적절한 자극이나 부하를 가하지

않으면 강해지지 않는다. 운동으로 자극을 주지 않으면 필요한 영양소는 뼈나 관절에 흡수되지 않는 것이다.

예를 들면, 콜라겐이 관절통의 개선에 좋다고 흔히들 말한다. 그러나 콜라겐을 식사나 건강보조제로 섭취하거나 피부에 발라도 효과는 거의 볼 수 없다. 왜냐하면 섭취한 콜라겐은 위장에서 분해되어 아미노산이나 당으로 변화되어 흡수되기 때문이다. 즉, 콜라겐 자체로 흡수되지는 않는 것이다.

관절에 좋다고 알려진 글루코사민이나 콘드로이틴산도 마찬가지다.

2010년에 「BMJ」는 스위스의 베른대학이 실시한 3,803명에 대한 임상시험에서 글루코사민이나 콘드로이틴산, 또 이 두 물질을 조합한 것도 플라시보(위약)에 비해 관절통증을 경감시키거나 관절간극을 유지시켜주는 효과는 얻을 수 없었다고 보고했다.

또 뼈에 대해서도 마찬가지이다. 2005년에 「BMJ」가 발표한 뉴욕대학의 조사에 따르면 70세 이상의 여성 3,314명에게 칼슘과 비타민 D를 투여하여 추적조사를 실시했지만, 골절을 줄이는 효과는 볼 수 없었다고 한다.

식사로 칼슘이나 비타민 D를 섭취하는 것은 중요하지만, 건강보조제로 섭취한다고 해도 뼈는 튼튼해지지 않는다는 것이다.

관절상태를 개선하기 위해서는 콜라겐이나 글루코사민의 섭취보다는 오히려 올바른 자세로 빠르게 걷는 것이 훨씬 더 효과적이다.

올바른 자세로 바르게 걸으면 정상적인 자극이 뼈나 관절에 도달하기 때문에, 필요한 영양소도 제대로 필요한 부위에 도달하게 된다.

관절상태는 올바른 자세나 적절한 운동으로 유지되고 개선될 수 있다.

요코하마橫浜시립대학의 고시노 도미히사腰野 富久 명예교수단이 실시한 수술이 이 사실을 실증했다.

변형성 슬관절증으로 변형되어 서로 부딪히는 무릎관절 부분에 금속제 기구를 심어서 관절뼈를 바른 각도로 되돌리자 반월판이 회복되었다는 것이다.

반월판이란 인간의 무릎관절 사이에서 쿠션 역할을 하며 무릎의 원활한 운동을 도와주는 기능을 하는 연골조

직을 말한다.

이 환자의 경우 콜라겐 등을 섭취하지 않고 일반적인 식생활을 지속하였는데, 뼈가 올바른 위치로 돌아오자 반월판이 회복된 것이다.

'닳아 줄어든 연골은 원래대로 되돌릴 수 없다.'는 것이 상식이었지만, 관절에 적당한 부하가 가해지고 관절이 올바른 위치로 되돌아오면 자연치유 능력이 작용하여 재생된다는 것이다.

무릎관절이 재생된다는 것은 같은 기능을 하는 추간판이나 그 외의 연골에도 재생능력이 있다는 것을 의미한다.

인간에게는 올바른 자극을 주면 회복하는 힘이 있다.

하루 8천 보, 20분 간 속보(速步)를 지속적으로 하자!

20 06년 후생노동성이 발표한 '건강만들기를 위한 운동 지침'에서 내장지방증후군(메타볼릭증후군)을 비롯한 생활 습관병을 예방하기 위한 신체활동의 강도를 다음과 같이 분류하였다.

> **저강도**…집에서 앉아 있는 상태부터 살짝 잔걸음으로 뛰는 행위까지
> **중강도**…속보(빠르게 걷기)
> **고강도**…조깅 등의 격한 운동이나 스포츠

이 지침 중에서 건강촉진을 위해 가장 장려되고 있는 것이 중강도의 운동인 '속보' 즉, 빠르게 걷기이다.

일본 도쿄도都 건강장수의료센터연구소(아오야기 유키토시靑柳 幸利, 의학박사)가 실시한 대규모 조사에서도 동일한 결과가 나왔다.

이 조사는 군마群馬현 나카노조마치中之条町의 심각한

치매나 거동이 불가능한 고령자를 제외한 65세 이상의 주민 5천 명을 대상으로 실시하였으며, 신체활동의 강도와 그 영향 그리고 빠르게 걷는 것의 놀라운 효과에 대해 밝힌 것이다.

이 연구에서도 건강유지·증진, 질병예방에 가장 적합한 것이 중강도의 운동(속보)이라고 밝히며 속보를 다음과 같이 정의하고 있다.

- 당사자에게 조금 빠른 속도의 걷기
- 살짝 땀이 배어날 정도의 걷기
- 어떻게든 대화를 이어가면서 걸을 수 있을 정도의 속보

도쿄도都 건강장수의료센터연구소가 실시한 연구 중에서 활동량 측정계를 사용하여 고령자를 추적조사를 한 것이 있다.

활동량 측정계란 아침에 일어나서 밤에 잠들 때까지 몸에 지닌 채로 생활하면서 하루에 걸은 걸음수, 활동시간, 소비 칼로리 등 다양한 데이터를 측정할 수 있는 작은 측

정기이다. 만보계가 진화된 형태라고 생각하면 된다.

이 추적조사의 결과 '걷기'와 '생활습관병 발생'에 밀접한 관계가 있다는 사실이 밝혀졌다.

치매 예방……하루 5천 보, 7.5분 간 속보

동맥경화나 골다공증의 예방……하루 7천 보, 15분 간 속보

고혈압증이나 당뇨병의 예방……하루 8천 보, 20분 간 속보

내장지방증후군의 예방……하루 1만 보, 30분 간 속보

예를 들어 고혈압 예방에는 하루에 총 8천 보를 걷고 그 중간에 20분 간 속보를 넣는 것을 의미한다. 일반적인 기준으로 10분 간 쉬지 않고 속보를 했다면 그 걸음 수는 1천~1천 보 정도가 된다고 기억하면 될 것이다.

한편 중강도中强度 이상의 활동시간이 하루에 5분 이하로 4천 보 이하로밖에 걷지 않는 고령자는 우울증 증세를 보이는 경향이 있다는 사실도 밝혀졌다.

저강도低强度운동은 신진대사를 활발하게 하는 효과가

낮고 뼈나 근육, 심폐기능을 강화하는 작용도 거의 없다. 물론 혈압이나 혈당치를 낮추는 효과도 기대할 수 없다.

이 연구에서는 하루 8천 보, 20분 간의 속보가 건강을 위해 가장 효과적이라는 결론을 내렸다.

중강도의 신체활동인 속보에는 해가 없다는 특징이 있다.

즉, 신진대사를 활발하게 하고 심폐기능을 강화시켜서 체온을 올리고 면역력을 상승시킨다.

자율신경기능을 높이고 혈액순환을 촉진 · 개선하여 혈압을 낮춘다.

또한 지방연소를 촉진하여 혈당치를 낮추는 효과가 있다.

제 2 장

사람은 혈관과
함께
나이를 먹는다

고혈압은 혈관이 노화됐다는 신호

우리 몸은 약 60조 개의 세포로 이루어져 있다. 몸의 구석구석을 혈관이 둘러싸고 있는 총 길이는 약 9만km나 되는데, 이는 지구 두 바퀴 반에 해당되는 길이라고 한다.

혈관은 글자 그대로 혈액이 흐르는 관이다. 탄력이 있는 파이프라고 생각하면 될 것이다.

탄력이 있는 파이프인 혈관 속을 흐르는 것이 혈액이다.

혈액은 몸속의 다양한 장기나 조직, 세포로 산소나 영양소를 옮기고, 각 조직이나 세포에서 배출된 이산화탄소나 노폐물을 회수하여 신장이나 간으로 운반한다.

그리고 **혈관 속 혈액의 흐름을 혈류라고 한다.**

그런데 '혈관'이라고 하면 당신은 무엇을 떠올리는가?

'혈관이 파열되거나 막힌다.'는 말을 떠올리는 사람도 있을 것이다.

심근경색이나 뇌경색, 뇌출혈 등 생명을 위협하는 심각한 병을 연상하는 사람도 많을 것으로 생각한다.

위중한 질병이나 돌연사는 혈관에 문제가 있어서 발생하는 경우가 다수 있다.

혈관, 혈액, 혈류. 이 세 가지는 우리의 건강과 깊은 관련이 있는 중요한 요소들이다.
그중에서도 건강하게 장수하기 위해서 특히 중요한 것이 혈관이다.
부드럽고 탄력이 있는 혈관을 유지한다면 대부분의 질병과는 무관한 생활을 할 수 있다고 해도 과언이 아닐 것이다.
혈관은 인간의 건강을 좌우하는 중요한 역할을 하고 있기 때문이다.

그러나 이렇게 중요한 혈관도 나이를 먹으면서 틀림없이 노화가 진행되며 장애가 일어난다.
그중 하나가 동맥경화이다.

우리는 자신의 혈관을 눈으로 직접 보고 확인할 수는 없다. 또 혈관의 노화는 통증을 수반하지 않기 때문에 혈관상태를 의식하면서 생활하는 사람은 거의 없을 것이다.

그러다가 건강검진 등에서 혈압이나 콜레스테롤 수치, 혈당치가 높다는 지적을 받았을 때가 돼서야 비로소 혈관을 의식하기 시작하는 정도라고 생각한다.

'사람은 혈관과 함께 나이를 먹는다.'는 말처럼 노화나 심각한 질병의 원인에는 혈관의 상태가 깊게 연관되어 있다.

그러므로 혈관상태의 악화, 특히 동맥경화를 예방하는 것이 건강하게 장수하기 위해서는 가장 중요한 일이다.

혈관의 노화가 시작되었는지 혹은 동맥경화가 진행되고 있는지 등 자신의 혈관의 대략적인 상태를 파악하기 위한 가장 좋은 방법이 혈압을 측정하는 것이다.

혈압은 나이와 함께 조금씩 높아지는데, **갑자기 높아지면 그것은 혈관이 노화되어 동맥경화가 시작되었다는 신호이다.**

최근에는 젊은 나이에 혈관이 노화되는 사람들이 늘고 있다. 놀랍게도 20대 후반~30대 젊은층이 심근경색으로 쓰러져서 구급차로 실려 오는 일도 있다.

이와 같은 사태가 벌어지지 않도록 자신의 혈압을 알아 두자.

매일 가정에서 혈압을 측정하는 것을 추천한다.

의료기관에서 혈압을 측정할 경우 긴장한 탓에 평소 혈압보다 높게 나오는 '백의白衣 고혈압(가성고혈압)'이라 불리는 현상도 있다.

따라서 평소에 가정에서 혈압을 측정해서 기록해두면 불안정한 수치를 정확하게 판단할 수 있다. 진찰하는 의사도 참고할 수 있는 정보가 될 것이다.

또 혈압측정과 동시에 체중도 측정하자.

비만도 혈관에 손상을 입히기 때문에, 고혈압이나 동맥경화를 유발하는 원인 중 하나로 꼽힌다.

고혈압은 조용한 살인자

혈압이란 혈액이 혈관 속을 흐를 때 혈관에 가해지는 압력을 말한다.

심장은 1분 간 60~70회 펌프처럼 혈액을 혈관으로 밀어내고 있다.

심장이 수축하며 혈액을 밀어내는 순간 가장 큰 압력이 혈관에 가해지고, 이것을 수축기 혈압(최고 혈압)이라고 한다. 그리고 수축한 후에 심장이 이완되었을 때에는 압력이 가장 낮아지며, 이것을 이완기 혈압(최저 혈압)이라고 한다.

예를 들면 수도에 고무관을 연결해서 정원에 있는 식물에 물을 주는 경우를 떠올려본다면 이해하기 쉬울 것이다.

수도에 연결된 고무관 안에 물이 많이 흐르면 고무관은 팽팽하게 당겨진 상태가 된다. 이것이 고무관에 높은 수압이 가해진 상태이다.

또 고무관의 일부를 손으로 누르면 그곳을 지나는 물의 양은 적어지지만, 누른 부분 뒤쪽의 고무관은 팽팽하게 부풀어진 상태가 된다. 이것은 동맥경화로 혈관의 내강이 좁아져 혈압이 높아진 상태이다.

이와 같이 **심장이 내보내는 혈액의 양과 혈액의 흐름에 대한 저항이 혈압을 결정하는 것이다.**

또 혈압이 높아지는 구조에는 '혈관수축형'과 '체액저류형' 두 가지가 있는데, 고혈압을 앓고 있는 대부분의 사람들은 합병증처럼 두 가지 원인을 모두 갖고 있다. 사람에 따라 그 비율이 3대 7이거나 6대 4가 되기도 한다.

혈관수축형은 혈관건강의 열쇠를 쥐고 있는 내피세포가 손상되어 정상적으로 기능하지 않아서 발생한다.
혈관의 내강에 빈틈없이 깔려 있는 내피세포는 크게 세 가지 역할을 하고 있으며, 혈관이 손상되는 것을 방지하는 역할과 혈관을 수축시키고 이완시키는 역할을 담당하고 있다.

그러나 **물리적인 압력으로 내피세포가 손상되면 기능장애가 일어나 잘못된 지령을 내리게 되는데** 이는 혈관이 수축해서는 안 될 때 수축명령을 내리는 것이다. 그렇게 되면 더더욱 혈압은 높아진다.

한편 체액저류형이라는 것은 염분과 밀접한 관련이 있다.

예를 들면 민달팽이에 소금을 뿌리면 소금이 수분을 끌어당겨 수축된다. 이와 반대로 **혈관 속에 염분이 많으면 염분에 수분이 끌어당겨져서 혈관 속에 수분이 모이게 된다.** 그렇게 되면 혈관이 팽팽하게 불어나서 혈관에 부하가 가해지고 혈압이 높아지는 것이다.

고혈압은 상당히 높은 확률로 동맥경화를 초래하고, 그 결과 뇌졸중이나 심장질환 등 모든 혈관에 관련된 질환에 걸릴 위험도를 높인다.

그러나 고혈압에 걸려도 대부분 자각증상이 없다.

그렇기 때문에 정기적으로 혈압을 체크하지 않으면 고혈압을 발견하는 것은 어려울 것이다.

유네스코가 지정한 무형문화유산에 등록되어 있는 전통일식에는 건강유지를 위한 훌륭한 지혜가 응축되어 있다.

대표적인 발효식품이며 일본 고유의 식품인 미소(일본식

된장)나 간장은, 전 세계에 자랑할 만한 뛰어난 조미료다. 하지만 염분함유율이 높은 것이 흠이다.

이처럼 일식의 유일한 결점은 어쩔 수 없이 염분섭취량이 높아진다는 것이라고 할 수 있다.

그 때문인지 일본인 중에는 고혈압인 사람이 매우 많고, 고혈압 치료를 받고 있는 사람이 현재 약 781만 명에 이른다.

그렇기 때문에 반대로 위험한 질병이라는 의식을 갖지 않은 사람이 많은 것일지도 모른다.

고혈압은 증상이 거의 나타나지 않은 채로 오랜 세월에 걸쳐 혈관을 해치기 때문에 '사일런트 킬러(조용한 살인자)'라고 불리는 무서운 병이기도 하다.

고혈압을 방치하면 어떻게 되나?

정기검진으로 고혈압이라는 진단을 받아도 자각증상이 없기 때문에 괜찮을 것이라고 방심하고 방치하는 사람도 적지 않다.

그러나 **고혈압을 방치하는 것은 위험하기 짝이 없는 행위다. 왜냐하면 틀림없이 동맥경화가 진행되어 다양한 질환을 일으키기 때문이다.**

동맥경화야말로 뇌졸중이나 심근경색을 비롯한 생사가 걸린 혈관질환의 가장 큰 원인이다.

동맥경화란 말 그대로 동맥이 딱딱해지는 질환이다.

고혈압을 방치해두면 혈관이 손상되고 내피세포가 정상적으로 기능할 수 없게 된다. 혈관을 보호하고 있는 내피세포의 기능이 약해지는 것이다. 그 결과 동맥경화가 점점 진행된다.

동맥경화가 진행되면 심장질환이나 뇌혈관 장애 등 심각한 질환을 일으킨다.

고혈압의 대부분은 나쁜 생활습관이 원인이 되어 일어

난다.

그렇기 때문에 식생활과 운동습관을 올바르게 개선한다면 혈압은 자연스럽게 내려가게 된다.

그러나 혈압이 내려가기까지는 많든 적든 시간이 걸린다.

생활습관을 개선해서 혈압이 내려가기를 몇 개월, 혹은 반년 이상 기다리는 동안 혈관은 매우 위험한 상태에 빠지게 된다.

의사들은 이 상태를 '노출exposed'이라고 부르는데, 이 노출되는 기간이 길어지는 것은 환자에게 있어서 그다지 도움이 되지 않는다.

'생활습관을 개선해서 혈압을 낮추는 것과 약물로 낮추는 것 중 어느 것이 좋습니까?'라는 질문을 받으면, 물론 '생활습관을 개선해서 낮추는 것이 좋다.'라고 답할 것이다.

하지만 생활습관을 개선해서 혈압을 낮추려면 시간이 필요하다.

높은 혈압에 노출되어 있으면 혈관 자체가 타격을 받아 손상된다. 그러므로 '노출'되는 기간은 짧을수록 좋다.

모든 약물에는 장단점이 있지만, 고혈압이라고 진단받은 경우 혈압강하제를 복용해서 혈압을 낮추는 것도 중요하다.

최근의 혈압약은 효능이 매우 뛰어나서 한 알을 계속해서 복용하는 것만으로 혈압이 20~30이나 내려가는 경우도 있다.

장기간 높은 혈압에 노출되는 것을 피하기 위해, 혈압강하제를 극단적으로 거부하지 말고 전문의의 지도에 따라 적절하게 사용하는 것이 좋을 것이다.

그와 동시에 식습관이나 운동습관을 개선해서 혈압강하제를 필요로 하지 않는 몸을 되찾는 것도 중요하다.

운동습관을 개선할 때, 유산소 운동은 고혈압에도 효과적이다.

고혈압이나 심장혈관 관련 분야에서 높은 신뢰를 받고있는 의학잡지인 「AJH(American Journal of Hypertension)」에 보고된 흥미로운 연구결과가 있다.

6,805명의 고혈압 환자에게 몇 가지 운동을 시켜 혈압과의 관련성을 조사한 결과, 유산소 운동으로 수축기 혈압(최고 혈압)이 4.6mmHg 저하되었다는 것이다.

● 정상적인 혈관

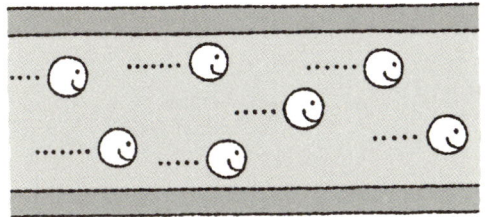

● 내강이 조금 좁아진 혈관

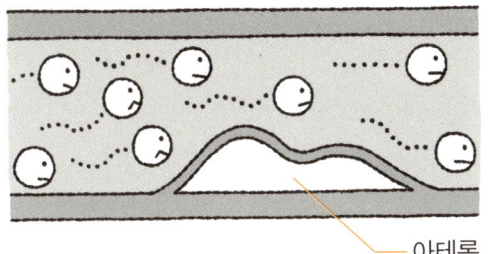

아테롬

● 동맥경화를 일으킨 혈관
혈액이 지나는 통로가 좁고 막히기 쉬워진다.

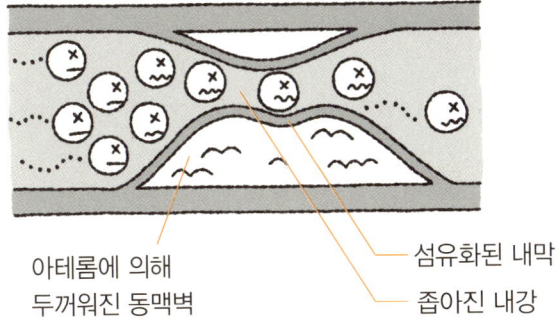

아테롬에 의해
두꺼워진 동맥벽

섬유화된 내막

좁아진 내강

유산소 운동을 할 때, 특별히 고혈압을 앓고 있다면 다음의 사항을 주의하기 바란다.

탈수증상에 세심한 주의를 기울일 것

탈수증상이 일어나면 혈관 속 수분이 줄어들기 때문에, 혈액이 농축되어 쉽게 응고된다. 이러한 상태가 되면, 설령 건강한 혈관이라고 해도 혈전이 생기기 쉬어져서 혈관이 막힐 가능성이 높아진다.

탈수로 뇌경색을 일으키는 고령자가 매우 많다. 특히 한여름과 한겨울에는 더욱 주의해야 한다.

혈관은 그저 혈액이 흐르기만 하는 관이 아니다!

온몸 구석구석까지 산소나 영양소를 옮기는 역할을 하는 것이 동맥이다.

동맥경화에 걸리면 동맥에 유연함이나 탄력이 사라져서 딱딱해지거나, 동맥 내에 콜레스테롤 등의 물질이 쌓여 혈관이 좁아져서 혈액의 흐름이 원활하지 않게 된다.

혈관의 노화인 동맥경화는 왜 일어나는 것일까?

그것을 이해하기 위해 먼저 혈관의 종류와 구조를 알아둘 필요가 있다.

혈관은 크게 동맥, 정맥, 모세혈관 세 가지로 분류된다.

심장에서 나온 혈액을 온몸으로 옮기는 동맥, 산소나 영양소를 조직에 흡수시키거나 노폐물을 혈액으로 되돌리고 몸을 건강하게 유지하기 위한 물질을 교환하는 모세혈관, 노폐물을 회수하여 혈액을 심장으로 다시 돌려보내는 정맥이 그것이다.

동맥은 혈관 안쪽부터 내막, 중막, 외막의 세 층으로

이루어져 있다.

이 중에서 내막은 혈관의 가장 안쪽의 층으로 혈액과 바로 닿는 부분이다.

이 내막의 표면(혈관의 내강측)에는 '내피세포'라 불리는 세포 한 층이 틈새 없이 깔려 있으며, 중요한 기능을 하고 있다.

내피세포는 단순히 혈관을 구성하고 있을 뿐 아니라, 혈관이나 혈액을 좋은 상태로 컨트롤하는 기능을 갖고 있으며 동맥경화와도 깊은 관련이 있다.

내피세포는 크게 세 가지 역할을 한다.

첫 번째는 혈관의 방어벽 기능이다.

내피세포는 혈관의 내강에 틈새 없이 깔려 있으며, 혈액 안의 세포나 물질이 내피세포 밑으로 파고들어 혈관을 손상시키는 것을 방지하고 있다.

두 번째는 과잉된 혈전을 예방하는 역할이다.

부상을 입어 혈관이 파손되어 출혈되었을 때 혈전이 생성되어 상처를 막는 것은 우리 몸에 갖춰진 중요한 기능이긴 하지만, 동맥경화가 진행되면 필요 이상으로 혈전

혈관을 강하게 만드는 걷기

이 만들어지는 경우가 있다.

내피세포는 그것을 방지하기 위해 헤파란황산, 트롬보모듈린, 플라스미노겐 액티베이터(PA) 등의 혈전을 예방하는 분자를 계속해서 만들어낸다.

세 번째는 혈관에 작용하는 다수의 물질을 배출하여 혈관의 수축과 이완(확장)을 조절하는 역할이다.

예를 들면 내피세포에서 방출되는 일산화질소(NO)나 프로스타사이클린은 혈전을 생기기 어렵게 하거나 혈관벽에 적당한 자극을 주어 혈관을 확장시키는 기능을 한다.

혈관은 그저 혈액이 흐르기만 하는 관이나 고무관이 아니라, 혈관 자체에 다양한 성분을 분비하는 능력이 갖춰져 있는 것이다.

동맥경화 중에서 가장 무서운 '아테롬경화'

동맥경화에는 몇 가지 종류가 있는데, 우리가 가장 걱정해야 하는 것은 '아테롬경화'이다. 이것에 대해 설명한다.

흡연이나 고혈압, 고혈당이 지속되면 내피세포가 손상된다.

그렇게 되면 내피세포의 방어막 기능이 약해진다.

또한 혈액 안에 나쁜 콜레스테롤이 늘어나면 내피세포 밑으로 파고들어 동맥 안쪽에 콜레스테롤이 축적된다.

이것을 '아테롬'이라 부르는데, **이 걸쭉한 지질덩어리가 점차 비대해지고 혹처럼 튀어나오게 되면서 혈관벽을 두껍게 만든다.**

두꺼워진 혈관벽은 서서히 딱딱해지며 오래된 고무관처럼 되어 버린다. 이것이 '아테롬경화'이다.

이 상태에 이르면 동맥내강이 좁아지기 때문에 장기에 산소나 영양소를 제대로 옮기기 어려워진다.

예를 들어 이 현상이 심장에서 일어난 상태를 '협심증'

이라고 부른다.

그리고 동맥이 딱딱해지는 것만으로도 혈류가 나빠지는데, 한층 더 나아가 혈관의 내막이 찢어지면 '아테롬'이 내강으로 노출되어 버리기 때문에 혈소판이 모여서 딱지(혈전)를 만든다.

내피세포가 손상되면 혈전의 생성을 막는 기능이 저하되어 버린다. 이 혈전이 혈관을 막거나 혈전의 일부가 혈액 내에 쓸려 들어가는 경우도 있다.

혈액 안을 떠도는 혈전은 혈관이 좁아져 있는 곳에 걸려서 혈관을 막아버릴 가능성도 있다.

그것이 뇌혈관에서 막혀버리면 '뇌경색'이 되고, 심장 혈관에서 막히면 '심근경색'이 된다. 이와 같이 **동맥에 생기는 아테롬은 매우 위험한 존재이다.**

동맥경화를 촉진시키는 원인을 '위험인자'라고 하는데 그 종류로는 고혈압, 당뇨병, 지질이상증, 고高요산혈증, 흡연, 비만, 운동부족 등이 있다.

흡연은 온몸의 세포를 산화시켜 혈관에도 상당한 악영

향을 끼친다.

담배에 포함된 수많은 유해물질 중 하나인 니코틴은 심장박동수를 올려 말초혈관을 수축시킨다. 그 결과 혈압이 올라가고 내피세포가 손상되어 동맥경화가 진행된다. 또 타르는 발암성이 높은 물질이다.

흡연을 하는 사람은 흡연을 하지 않는 사람에 비해 심장질환을 일으킬 위험성이 남성이 2.9배, 여성이 3.1배나 된다.

또 하루 20개비 이상 흡연을 하는 사람은 비흡연자에 비해 심근경색으로 인한 사망률이 1.7배나 된다고 한다.

또한 비만도 혈관에 큰 손상을 끼치는 요인 중 하나이다.

비만인 사람은 움직이기 위해 매우 많은 운동량이 필요하기 때문에, 심장에 부하가 가해져서 심장이 손상된다.

비만은 호르몬질환이라고도 한다. 그 이유는 전신의 지방세포가 지방을 축적할 뿐 아니라 실로 다양한 물질을 분비하고 있기 때문이다.

지방세포에서 분비되는 호르몬에는 렙틴이나 아디포넥

동맥경화에서 혈전이 생기는 구조

외막
중막
내막

내피세포 손상

혈소판 응집

내막이
비대해짐

아테롬

혈전 형성

내막이 찢어지면 혈전이 생김

틴 등이 있는데, 이들을 전부 합쳐 아디포사이토카인이
라 부른다.

아디포사이토카인 안에는 혈관에 나쁜 장난을 치는 물
질이 존재한다.

이 아디포사이토카인은 내장지방증후군 발병의 중심적
인 역할을 담당한다고 알려져 있다.

**동맥경화를 예방하기 위해서는 먼저 이들 위험인자를
없애는 것이 중요하다. 금연을 하고** 식사에 신경 쓰면서
적당한 부하를 주는 운동을 하는 것이 바람직하다.

동맥경화로 인해
생기는 질병이 너무나 많다!

동맥경화가 진행되면 피부 위로 혈관을 만져도 울퉁불퉁하다는 것을 느낄 수 있다. 마른 고령자의 경우 혈관이 딱딱하고 울퉁불퉁할 뿐 아니라, 혈관 주변의 조직이 약하기 때문에 병원에서 주사를 놓을 때 혈관이 움직여서 좀처럼 주사바늘을 찌르지 못하는 경우도 있다.

또 동맥경화가 진행된 혈관을 꺼내보면 오랫동안 써서 낡은 고무관과 같은 형상을 하고 있는 것을 알 수 있다.

노화나 질병의 원인에는 동맥상태가 크게 영향을 미치기 때문에 동맥경화를 예방하는 것이 중요하다. 반복해서 강조하지만 **고혈압, 고혈당, 비만, 담배, 운동부족 등 동맥경화의 위험인자를 갖지 않는 생활습관을 들이자.**

동맥경화로 발생하는 질병이라고 하면 가장 먼저 사망률이 높은 뇌졸중이나 심근경색을 떠올릴지도 모르지만, 그것뿐만이 아니다.

동맥경화가 직접적인 원인 혹은 간접적인 원인이 되어

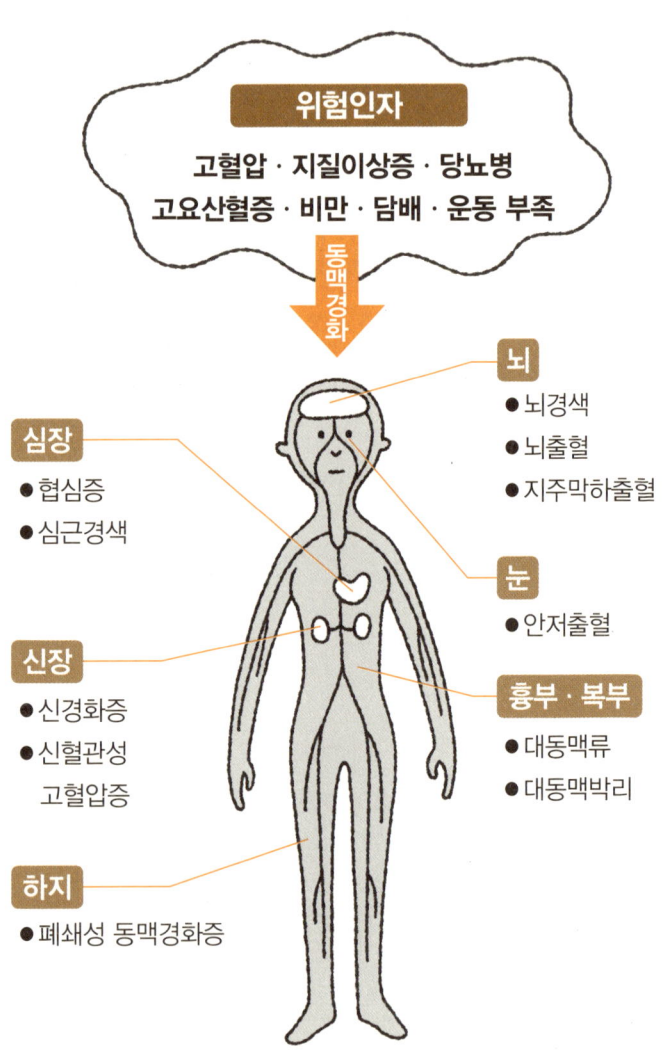

위험인자

고혈압 · 지질이상증 · 당뇨병
고요산혈증 · 비만 · 담배 · 운동 부족

동맥경화

뇌
- 뇌경색
- 뇌출혈
- 지주막하출혈

심장
- 협심증
- 심근경색

눈
- 안저출혈

신장
- 신경화증
- 신혈관성
  고혈압증

흉부 · 복부
- 대동맥류
- 대동맥박리

하지
- 폐쇄성 동맥경화증

생기는 질병은 뇌졸중, 협심증, 심근경색 외에 대동맥류, 대동맥박리, 신동맥협착증, 신경화증, 폐쇄성 동맥경화증, 하지폐쇄성 동맥경화증 등 수없이 많이 있다.

동맥경화는 온몸에 있는 동맥 어디에서든 일어난다.
가장 위험성이 높은 동맥경화는 대동맥, 뇌동맥, 관동맥 등 비교적 굵은 동맥에서 발생하는 경화이다.
여기서 동맥경화로 인하여 발생하는 몇 가지 질병에 대해 설명하겠다.

● 뇌졸중

뇌졸중은 뇌경색이나 뇌출혈 등 뇌혈관의 동맥경화로 인해 생기는 질환의 총칭이다.

동맥경화가 진행되어 뇌혈관의 일부가 막히면 그 앞에 있는 뇌세포에 산소나 영양소를 공급할 수 없게 되어 뇌세포가 괴사한다. 그 영역의 뇌 기능을 잃게 되기 때문에 마비나 그 외의 장애가 생긴다. 이것이 뇌경색이다.

약해진 혈관이 찢어져서 출혈을 일으키며 뇌를 손상시키는 것이 뇌출혈이다.

모두 생명을 앗아갈 수 있는 위험한 질병이다.

지주막하출혈은 뇌를 감싸는 지주막 안쪽에 일어나는

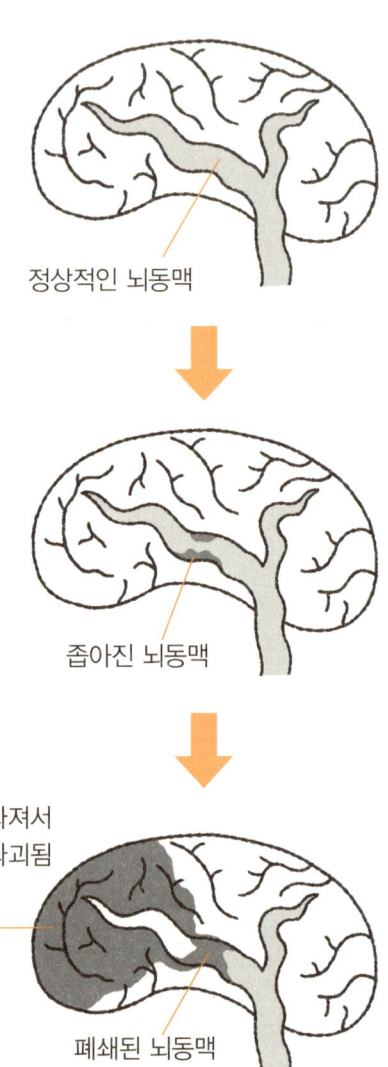

정상적인 뇌동맥

좁아진 뇌동맥

● **뇌경색**
혈류가 사라져서
뇌신경이 파괴됨

폐쇄된 뇌동맥

출혈로, 혈관에서 새어나온 혈액덩어리가 뇌를 압박하기 때문에 사망률이 상당히 높은 병이다.

● 심근경색·협심증

심장으로 산소나 영양소를 운반하는 동맥은 심장 주변을 '왕관crown'을 쓴 것처럼 둘러싸고 있기 때문에 관동맥이라 불리며 전부 세 개가 있다.

관동맥에 동맥경화가 일어나서 혈관내강이 좁아지거나 막히면 그 앞에 있는 심근이 산소부족 상태에 빠진다. 이 상태를 허혈성 심장질환이라고 부른다.

허혈성 질환에는 크게 두 가지 협심증과 심근경색이 있다.

관동맥 내강이 좁아져서 혈류가 끊겨 산소가 부족해지는 것이 협심증이다. 협심증은 심한 가슴통증을 동반하는 발작이 일어나는 것이 특징이다.

한편 관동맥에 혈전이 막히면 심장으로의 혈류가 끊겨 심장의 일부가 괴사하는 것이 심근경색이다.

심근경색은 사망률이 상당히 높은 병이다.

심근경색 · 협심증

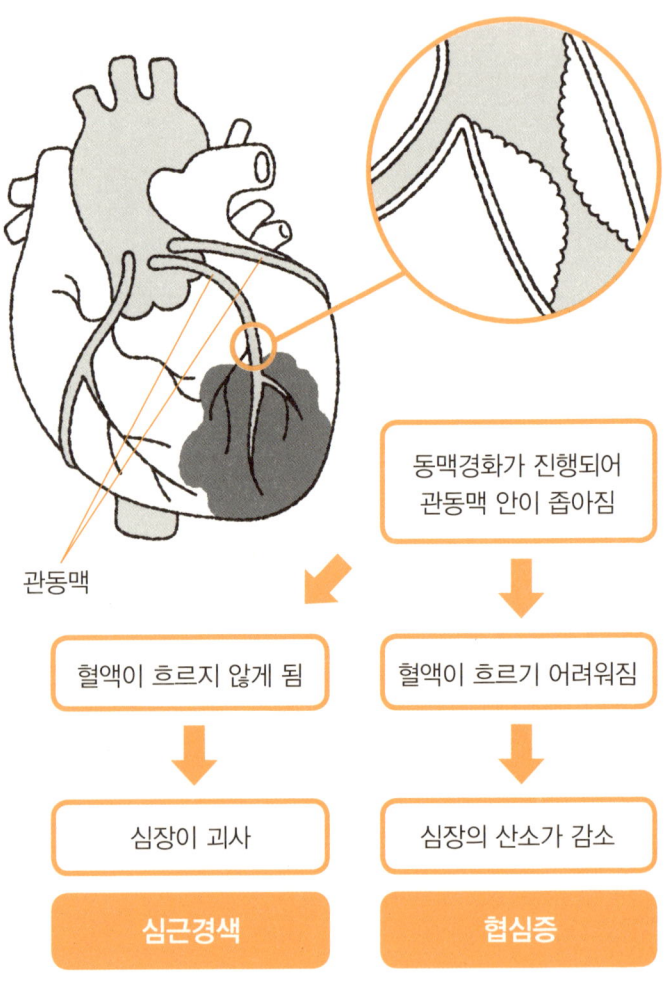

관동맥

동맥경화가 진행되어
관동맥 안이 좁아짐

혈액이 흐르지 않게 됨

혈액이 흐르기 어려워짐

심장이 괴사

심장의 산소가 감소

심근경색

협심증

혈관을 강하게 만드는 걷기

● 대동맥류

대동맥류는 말뜻 그대로 흉부나 복부의 대동맥에 혹(류)이 생긴 상태를 말한다. 대동맥류가 무서운 이유는 파열하는 경우가 있기 때문이다.

대동맥류가 파열되면 대량출혈을 피할 수 없기 때문에 사망률이 상당히 높은 것이다.

또한 동맥경화로 딱딱해진 동맥 중 중막이 찢어지는 경우도 있다.

이것을 대동맥박리라고 부른다. 이 질환은 가슴이나 등에 참기 힘들 정도의 통증이 느껴지는 것이 특징이다.

그 외에도 동맥경화가 원인이 되어 생기는 질병이 더 있다. 폐쇄성 동맥경화증은 동맥경화가 진행되어 다리의 혈관이 좁아져서 통증이나 저림 등의 증상으로 걸을 수 없게 되는 병이다. 악화되면 다리가 괴사되어 절단해야 하는 경우도 있다.

만성신장질환은 신장의 기능이 저하되는 질환으로 당뇨병의 합병증으로 생기는 경우가 많은데, 고혈압으로 인한 신장의 세동맥경화도 하나의 원인으로 꼽힌다. 악화되면 신부전으로 진행되고, 노폐물을 체외로 배출하거

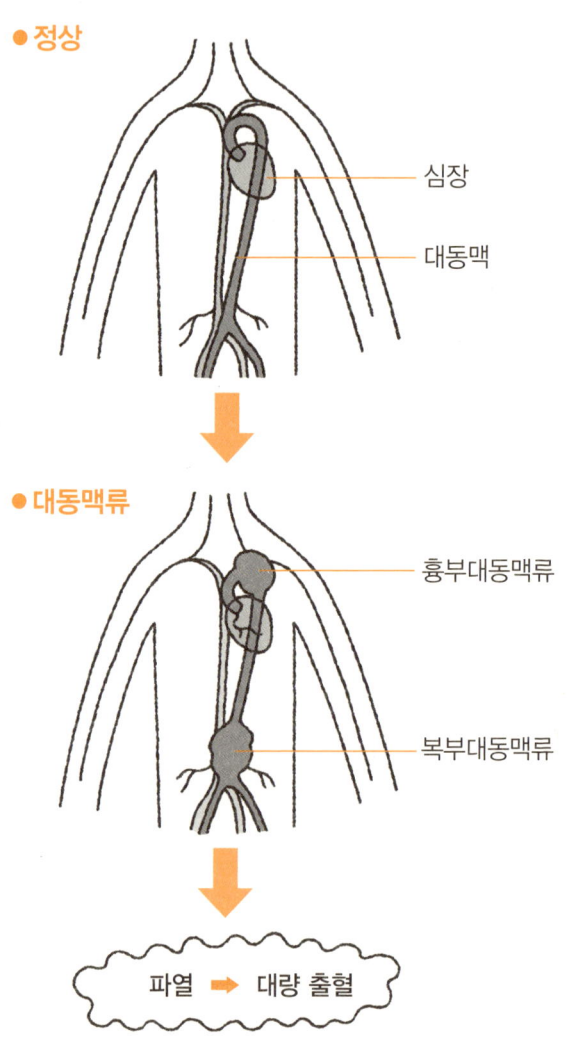

● 정상

심장

대동맥

● 대동맥류

흉부대동맥류

복부대동맥류

파열 ➡ 대량 출혈

나 체내의 수분량이나 전해질의 조절이 불가능해져서 인공투석이 필요해진다.

동맥경화가 일으키는 질환은 사망률이 높고 돌연사로 이어질 뿐 아니라, 일상생활에도 큰 악영향을 끼칠 가능성이 있다. 동맥경화로 이어지는 위험요인을 없애도록 일상생활을 개선하자.

참고로 이코노미클래스증후군은 비행기 등 좁은 좌석에 장시간 앉아 있다가 혈류가 악화되어 다리정맥에 혈전이 생기는 질환이다. 다리에 생긴 혈전이 돌아서 폐동맥을 막히게 만들어 폐조직이 괴사되어 버리는 질병이다.

위험인자가 겹치면 심장질환의 발생위험도가 급상승!

생명을 위협하는 무서운 혈관질환을 일으키는 동맥경화를 유도하는 결정적인 위험인자가 있다는 사실이 다양한 연구에서 밝혀졌다.

또 2001년 후생노동성의 조사로 위험인자와 심장질환의 발생위험도에는 무시무시한 상승효과가 있다는 사실이 알려졌다.

이 조사에서는 위험인자를 비만, 고혈압, 고혈당, 고콜레스테롤의 네 가지로 특정하고 있다.

이들 위험인자의 수와 심장질환의 발생위험도의 관계에 대해서 설명하자면, **심장질환의 발생위험도는 위험인자가 아예 없는 경우에 비해 위험인자가 한 개 생기는 것만으로 5.1배로 증가한다.**

두 개인 경우 9.7배, 3~4개가 되면 발생위험도는 무려 31.3배로 늘어나게 된다.

이것은 위험인자가 서로 영향을 끼치기 때문이라고 여

겨진다.

심장이나 혈관질환을 예방하기 위해 위험인자를 가능한 한 배제하는 것이 철칙이다.

동맥경화는 나이가 들면서 진행된다는 것은 명백한 사실이지만, 운동부족이나 스트레스를 개선하면서 스스로의 노력으로 혈관의 노화를 늦출 수 있다.

설명이 반복되는 부분도 있지만, 매우 중요한 사항이기 때문에 동맥경화나 심장질환에 결정적인 영향을 미치는 네 가지 위험인자에 대해 다시 한 번 짚고 넘어가기로 한다.

● 위험인자① 고혈압

나이와 함께 동맥경화가 조금씩 진행되어 혈관이 두껍고 딱딱해져서 탄력이 없어지면 필연적으로 혈관의 내강이 좁아진다.

심장은 약해진 혈관에 강한 힘으로 혈액을 내보내기 때문에 혈관에 주는 압력도 높아져서 혈압이 올라가는 것이다.

위험인자에는 상승효과가 있다

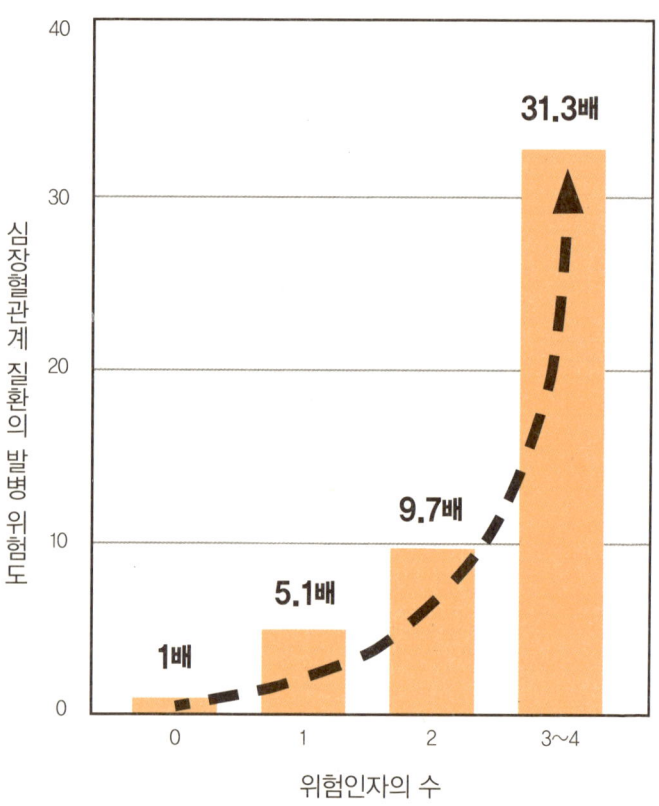

주) 위험인자 : 비만, 고혈당, 고혈압, 고콜레스테롤
출처) Nakamura T et al. : JpnCircJ,2001;65:11-7

혈관을 강하게 만드는 걷기

고혈압, 혈관에게는 위협이다.

동맥경화가 진행되면 혈액을 지금까지 이상으로 강한 힘으로 밀어내지 않으면 순환되지 않기 때문에 혈압이 올라간다. 이 마찰로 혈관은 손상을 입어 더욱 동맥경화가 진행되는 악순환에 빠지는 것이다.

또 고혈압에는 염분의 과잉섭취가 크게 영향을 미친다. 또한 비만이나 운동부족도 원인이 된다.

● **위험인자② 당뇨병**

식사를 하면 혈당치가 올라가고 인슐린이라는 호르몬이 분비된다. 인슐린은 혈당치를 낮추는 기능을 하는 유일한 호르몬으로, 우리 인간의 활동 에너지원이 되는 포도당을 세포로 끌어들이는 역할을 한다.

당뇨병은 포도당을 필요로 하는 장기에서 인슐린의 효력이 떨어지고, 그 결과 인슐린의 분비가 늘어나서 최종적으로는 췌장의 인슐린을 분비하는 기능이 저하되는 질병이다.

폭음폭식이나 운동이 부족한 생활패턴이 장기간 이어지면 인슐린의 효력이 저하되어 당뇨병에 걸릴 위험도가 높아진다.

또 혈액 안의 과도한 당분은 체내의 단백질과 결합되어 AGE(최종당화산물)나 RAGE(AGE의 수용체)라는 흉악한 물질을 만들어낸다. **이 AGE나 RAGE는 혈관을 손상시키고, 혈관벽의 내부로 침입하여 '아테롬경화'를 촉진시킨다.**

● 위험인자③ 지질이상증

혈액 속 지질 중에서 콜레스테롤과 중성지방은 동맥경화와 관련성이 깊은 물질이다.

콜레스테롤은 우리가 살아가기 위해 필요한 성분으로 LDL 콜레스테롤(나쁜 콜레스테롤)과 HDL 콜레스테롤(좋은 콜레스테롤) 등이 있다.

LDL 콜레스테롤이 140mg/dℓ 이상이면 고콜레스테롤로 판정되어, 동맥경화를 촉진하는 위험인자가 한 가지 있다고 여겨진다.

LDL 콜레스테롤은 간에서 콜레스테롤을 전신으로 옮기는 역할을 하는데, 잉여 콜레스테롤이 있으면 혈관에 방치하게 된다.

HDL 콜레스테롤은 여분의 콜레스테롤을 모아서 간으로 되돌리는 기능을 한다. 아테롬동맥경화는 혈관벽에 LDL 콜레스테롤이 쌓이면서 진행되기 때문에, LDL 콜레스테롤이 나쁜 콜레스테롤이라 불리게 되었다.

또 **혈액 속 중성지방의 양이 늘어나면 좋은 HDL 콜레스테롤이 줄어들고, 나쁜 LDL 콜레스테롤이 흉악한 물질로 변화된다.** 이 물질은 동맥경화를 빠르게 진행시킨다.

● **위험인자④ 비만**

여기서 말하는 비만이란 보기에 비만으로 보이는 것뿐 아니라 내장지방이 비정상적으로 증가한 상태를 말한다.

내장지방이 늘어나면 혈관을 흐르는 혈액의 양이 늘어나 심장이나 혈관에 압도적으로 부담을 주게 된다. 인슐린 저항성이 늘어나 췌장에서 분비되는 인슐린의 효력을 저하시킨다. 그 결과 고혈당이나 고콜레스테롤 상태를 초래하기 쉬워진다.

또한 **지방세포에서는 혈압을 상승시키는 물질이 분비되어, 그 결과 고혈압, 당뇨병, 지질이상증을 초래하는 것이다.**

내장지방증후군(메타볼릭증후군)은 내장지방 비만에 더해 고혈압, 고혈당, 지질대사이상 세 가지 중 두 가지 이상이 합병된 상태를 가리킨다.

흔히 '메타볼릭'이라 불리는 이 상태는, 뇌졸중이나 심근경색을 일으킬 가능성이 매우 높아진다는 사실이 밝혀져 있다.

혈관의 노화도를 알기 위한 셀프체크법

평소에 거의 의식을 하지 않는 사람이 많겠지만, 우리의 심장은 매일 10만 번 이상이나 혈액을 전신으로 내보내고 있다. 내보내진 혈액은 1분 간 약 6리터나 된다. **하루로 계산하면 8톤 이상의 혈액이 심장에서 뿜어져 나오는 것이다.**

다른 시각으로 보면 **혈관은 하루에 10만 번 이상이나 높은 압력에 노출되어 있다**는 이야기가 된다. 혈압이 높은 사람이라면 더욱 심장이나 혈관에 대한 부담이 막대하다는 것은 명백한 사실이다.

이 정도의 압력에 노출되어 있는 혈관은, 당연히 나이가 들면서 점점 쇠약해진다. 이것은 누구도 피할 수 없는 현상이다. 그러나 혈관이 노화되는 속도는 생활습관이나 운동습관에 따라 달라진다.

혈관의 노화도를 간단하게 알 수 있는 셀프체크법이 있

다.

그것은 **혈압을 매일 체크하는 것이다.**

열을 재는 체온계는 어느 가정에나 있는 반면, 혈압계가 구비되어 있는 가정이 매우 적은 것은 왜일까?

어느 가정이든 체온계보다 오히려 혈압계가 더 필요한 물건이라고 생각한다.

열이 났을 때는 열을 재지 않아도 증상을 자각할 수 있고 병원에 가거나 대책을 세울 수 있지만, 혈압이 높은 상태는 반드시 자각증상이 있다고는 할 수 없기 때문이다.

또한 혈관의 노화와 밀접한 관련이 있는 고혈압은 매일 혈압을 체크하는 것으로밖에 정확한 진단을 내릴 방법이 없다.

혈압은 나이가 들면서 함께 높아지는 것이 일반적이지만, **매일 혈압을 체크하다가 그 수치가 서서히 올라가면 혈관이 노화되어 굳어지고 있다는 신호가 되는 것이다.**

혈압에 조금만 더 민감해진다면 자신의 혈관의 노화도를 파악할 수 있게 될 것이다.

혈압계를 구입할 때는 손목에서 측정하는 방식보다 팔뚝에서 측정하는 방식의 제품을 추천한다.

가정에서 혈압을 잴 때는 재는 타이밍도 중요하다.

먼저 아침에 일어나서 화장실을 다녀온 후 식사 전에 2회 측정하여 그 평균치를 계산하기 바란다. 병원에서는 혈압관리가 필요한 환자에게 매일 이 과정을 반복하도록 지도하고 있다.

또 검사 등으로 채혈할 때 혈관이 노화되면 주사기에 혈액이 차오르는 속도가 느리다고 하는 사람이 있는데, **혈관의 노화와 채혈의 속도는 전혀 관계가 없다.**

혈관의 두께에 따라 혈액이 차오르는 속도는 다르다.

혈관에 바늘을 찌르는 각도에 따라서도 다르다. 혈관을 향해 수직으로 바늘을 꽂으면 좀처럼 혈액이 차오르지 않지만, 주사기를 뉘여서 바늘을 비스듬하게 찌르면 혈액은 빠르게 차오른다.

혈관 나이는 어떻게 측정할까?

'실제나이는 45세이지만 혈관나이는 35세였어!'
'실제나이는 42세인데 혈관 나이는 50세였어!'

당신은 이런 대화를 들어본 적이 있는가?

TV나 잡지에서 자주 화제에 오르는 혈관나이는 어떻게 측정하는 것일까?

혈관을 포함한 장기의 노화도나 나이를 측정하는 방법은 엄밀하게 말하자면 없다.

혈관나이라는 것은 많은 환자들을 상대로 실시한 검사 결과를 토대로 추정한, 어디까지나 대략적인 기준이 되는 숫자에 불과하다.

의료기관에서 PWV 검사나 CAVI 검사를 받으면 자신의 혈관 나이를 어느 정도는 알 수 있다.

● PWV 검사…대동맥 맥파전달속도로 동맥경화도를 측정하는 검사

심장의 박동(맥파)이 동맥을 통해 손발로 전해지는 속도를 측정하는 검사이다.

천장을 보고 누운 상태에서 심장과 다리에 센서를 달아 센서 간 거리와 맥파가 도달하는 소요시간을 측정하여 '센서 간 거리÷맥파의 도달 소요시간'의 계산식에 대입하여 수치를 계산한다. 이 수치가 높을수록 동맥경화가 진행되어 있다는 것을 의미한다.

동맥의 벽이 두꺼워지거나 딱딱해지면 탄력이 없어져서 맥파가 전달되는 속도가 빨라진다.

● CAVI 검사…동맥 그 자체의 경도를 측정하는 검사

천장을 보고 누운 상태에서 팔뚝부와 양 발목의 혈압과 맥파를 측정한다.

동맥은 혈액을 전신으로 내보내는 펌프와 같은 역할을 하는데, 이 펌프 안쪽의 압력(혈압)이 변화했을 때의 부풀어오르는 정도를 보면 펌프의 유연함, 즉 혈관의 경도를 알 수 있다는 이론에 기초한 비교적 새로운 검사이다.

유연한 혈관은 혈압이 올라가면 크게 부풀어 오르는데, 동맥경화를 일으키고 있는 혈관은 혈압이 올라가도 조금밖에 부풀어 오르지 않는다.

동맥경화가 진행된 사람일수록 CAVI 값이 높아지고 9.0을 초과하는 사람의 거의 절반은 동맥경화증을 일으키고 있다는 연구결과도 있다.

혈관의 상태나 동맥경화도를 알아보는 검사에는 이외에도 FMD 검사(내피세포의 상태를 조사하는 검사), 경동맥 초음파(목 부분에 초음파를 대고 경동맥이 동맥경화를 일으키고 있지 않은지 조사하는 검사) 등이 있으며, 마찬가지로 의료기관에서 검사를 받을 수 있다.

혈관을 강하게 만드는 걷기

맑은 혈액, 걸쭉한 혈액이 정말로 있을까?

'혈액이 맑다.', '혈액이 걸쭉하다.'라는 말을 자주 듣곤 한다.

이 '혈액이 맑거나 걸쭉하다.'라는 것은 혈액의 어떠한 상태를 표현하고 있는 것일까?

사람에 따라서 혈액의 질이 다르며, 어떤 사람은 혈액이 맑고 어떤 사람은 혈액이 걸쭉해서 혈관이 막히기 쉽다고 해석하기 쉬운데 실제로는 잘못된 이야기이다.

눈으로 보기에 알 수 있을 만큼 혈액이 맑은 사람이 있는 것이 아니며, 반대로 혈액이 걸쭉한 사람이 있는 것도 아니다.

원래 사람의 혈액은 굳어지려는 작용이 강하며, 그중에는 선천적으로 혈액이 굳어지기 쉬운 사람이 있다.

앞에서도 설명했듯이, 동맥경화가 진행되면 혈관의 벽

에 숨어 있던 아테롬이 혈관내강에 노출되어 그곳에 혈전이 형성된다.

이와 같은 사람은 심장이나 혈관에 관련된 질병에 걸릴 확률이 당연히 높기 때문에, 혈액이 응고되는 기능을 저하시키는 약을 처방받는다.

구체적으로는, 항혈소판약(바이아스피린Bayaspirin, 플라빅스Plavix, 파날딘Panaldine, 프레탈Pletaal, 이피언트efient)나 항응고약(와파린Warfarin, 프라작사Prazaxa, 자렐토Xarelto, 엘리퀴스Eliquis) 등이다. 이들 약을 환자들에게 알기 쉽게 설명하기 위해 '혈액을 맑게 해주는 약'이라고 하는 경우가 있다.

또 한동안 TV나 건강 관련 잡지 등에서 유행처럼 거론되었던 '물을 많이 마시면 혈액이 맑아진다.', '취침 전 수분 보충으로 뇌졸중이나 심근경색을 예방할 수 있다.'는 설은 사실일까?

먼저 **혈액 내 수분량은 그렇게 간단하게 늘거나 줄지 않는다.** 물을 많이 마셨다고 해서 바로 혈액이 맑아지는 것이 아니며, 반대로 물을 마시지 않았다고 해서 혈액이 바로 걸쭉해지는 것이 아니다.

인간의 몸에는 정상적인 상태를 유지하려고 하는 항상성이 존재하기 때문에, 생명활동에 있어서 매우 중요한 혈액의 상태는 어느 정도 일정하게 유지된다.

혈액 자체가 맑거나 걸쭉하거나 하는 극단적인 농도가 있는 것이 아니며, 이들의 표현은 오히려 혈관의 상태가 어떠한지 또는 혈액이 얼마나 쉽게 굳어지는지를 표현하고 있는 것이라고 생각하는 편이 좋을 것이다.

수분보충은 중요하지만 과도하게 섭취할 필요는 없다.

취침 전의 수분보충을 예로 들자면, 땀이나 호흡 등으로 수면 중에 잃게 되는 수분이 있다는 것은 사실이다. 그렇기 때문에 취침 전에 한 컵 정도의 물을 마시는 것은 바람직한 습관이다. 특히 더운 여름에는 탈수증상이나 열사병에 걸릴 위험이 있기 때문에, 적량의 수분보충은 중요하다.

하지만 수분을 보충하면 혈액이 맑아진다는 것을 과신해서 취침 전에 수분을 과도하게 섭취할 필요는 없다.

고령자의 경우 취침 전에 과한 수분보충을 하게 되면 밤중에 화장실을 가게 될 가능성이 높아진다.

특히 추운 겨울에는 침실과 거실이나 화장실의 온도차로 인해 쓰러지는 고령자도 적지 않다.

고혈압이나 심장이나 신장에 지병이 있는 사람의 경우는 과도한 수분섭취는 각 장기에 부담을 주기 때문에 주의가 필요하다.

단, 땀을 많이 흘리게 되는 입욕이나 운동 전후 또는 열사병이나 탈수증상을 일으키기 쉬운 한여름에는 자주자주 수분을 보충해줄 필요가 있다.

지병 등으로 수분제한을 해야 하는 사람이 아니라면 하루에 1.5~2리터 정도의 수분을 공급하자.

혈관에게는 운동도 수분보충도 적당한 것이 가장 좋다.

빠르게 걷는 습관이
혈관을 강하게 한다.

동맥경화를 일으키지 않기 위해서는 빠르게 걷는 것이 효과적이다.

제1장에서 언급한 대로 적절한 부하로 올바른 자세로 걸으면 혈관은 강해진다. 적절한 부하의 속보가 고혈압이나 동맥경화를 방지하여 혈관을 건강하게 유지하고, 뇌졸중 등으로 인한 돌연사를 방지하는 것이다.

속보를 하면 전신의 근육이 활성화된다.

그에 따라 영양소나 산소의 소비량이 현격히 늘어난다.

심장박동수가 평소보다 조금 올라가는 운동은 고혈압이나 동맥경화를 예방한다.

속보를 한 후 혈관내막에서는 평소보다 빠르게 흐르는 혈액 등으로 자극을 받아 내피세포가 활성화되고 일산화질소(NO)가 분비된다.

일산화질소에는 혈관을 넓히는 작용이 있기 때문에 전

신의 혈관이 확장되어 혈관의 기능을 유지하게 된다.

속보가 좋은 이유는 또 있다.

속보운동으로 자극받은 내피세포는 활성화되고, 동맥경화의 아테롬을 안정시키는 기능이 상승된다.

이와 같이 **속보는 일시적으로는 혈압을 상승시키지만 혈관 상태를 개선하여 혈압을 낮추는 효과가 있는 것이다.**

속보에는 다음과 같은 효과도 있다.

적당한 부하를 주는 속보를 할 때 근육은 먼저 글리코겐 등을 연소시켜 움직이지만, 그것만으로 부족해지면 다음으로 지방을 연소시킨다.

이때 내장지방부터 연소시키기 때문에 비만이나 내장지방증후군 개선에도 효과적이다.

이것은 지질의 대사효율 개선으로 이어지기 때문에, 혈액 안의 중성지방이나 LDL 콜레스테롤을 줄여 지질이상증을 개선한다.

또 운동으로 새로운 혈관의 구축을 촉진하는 기능도 확

인되었다.

이렇게 온통 장점뿐인 빠르게 걷기는 일상생활 속에서 꾸준히 지속하는 것이 가장 중요하다.

무리한 자세로 빠르게 걷거나 몸이 비뚤어진 채로 빠르게 걸으면, 관절에 부담이 가해지게 되고 무릎이나 허리에 통증이 생겨 빠르게 걸을 수 없게 되어버린다.

따라서 **나이가 들어도 빠르게 걷기 위해서는, 뼈나 근육에 부담을 주지 않는 올바른 자세로 빠르게 걷는 방법을 터득하는 것이 매우 중요하다.**

제3장

파워하우스
근육이
혈관을 강하게 한다!

골반이 틀어져 있으면
빠르게 걸을 수 없다.

50대나 60대가 되어도 젊어 보이고 언제나 가볍게 걷는 사람들이 있다.

그런 사람들의 공통점은 자세가 좋다는 것과 내장지방 증후군과는 거리가 먼 날씬한 복부를 가졌다는 점이다.

우리의 몸은 아무것도 하지 않으면 나이가 들면서 점점 그 기능이 저하되기 마련이다. 기초대사나 면역력, 내장의 기능이나 근력 등 모든 기능이 쇠퇴한다.

젊을 때와 비슷한 체형과 건강상태를 유지하기 위해서는 먼저 강한 근육이나 뼈가 필요하다. 그러나 실제나이보다 젊어 보이는 사람들이 매일 열심히 트레이닝을 하는 것은 아니며, 엄격한 식사조절을 하는 것도 아니다.

그 열쇠를 쥔 것이 '체간體幹'과 체간을 지탱하는 '골반' 이다.

체간이란 모든 동체에 해당하는 부분이며 머리와 팔, 다리를 제외한 모든 부위를 말한다.

체간은 근육뿐 아니라 뼈나 심장 등의 내장, 척추(등뼈)나 골반도 포함된다. 그중에서도 **골반은 몸의 중심에 있으며, 온몸을 지탱하는 주춧돌 역할을 한다.** 장을 감싸는 형태로 선골과 미골 그리고 관골 등으로 구성되어 있다.

체간은 골격을 중심으로 균형 잡힌 다양한 근육들로 구성된다.

그리고 체간을 구성하고 있는 근육이나 뼈가 자세를 유지시키고, 복부 주변을 조여주며 내장의 기능을 활성화시킨다.

몸의 축이 되는 등뼈와 그 주춧돌인 골반의 위치가 틀어지면, 전신의 움직임이 굳어져서 유연한 움직임이 힘들어진다.

특히 **골반이 틀어져 있으면 올바른 자세를 만드는 것이 어려워지고, 유연한 속보가 원활하게 이루어지지 않게 된다.**

골반에는 양다리를 자유롭게 움직이게 하는 역할이나

몸 전체의 움직임을 제어하는 기능이 있다.

이 골반이 기울어지거나 틀어진 상태로 굳어지면 만성적인 요통을 비롯한 다양한 폐해가 나타나게 된다. 그리고 골반 안쪽에 있는 내장의 기능도 저하된다.

몸의 축이 되어 자세를 유지시켜주는 등뼈는 아름답고 완만한 S자 라인을 그리며 균형을 잡고, 운동으로 전해지는 충격을 흡수한다.

이 S자 라인이 흐트러지면 유연한 움직임이 불가능해지고 어깨결림이나 요통이 생긴다.

체간을 구성하는 근육에는 표층근(아우터머슬)과 심층근(이너머슬)이 있으며, 각각 다른 기능을 한다.

몸의 표면에 있으며 눈으로 볼 수 있는 표층근은 큰 힘을 발휘할 때 사용된다. 상박근이나 갈라진 복근 등 피부 위로도 그 존재를 실감할 수 있다.

한편 **몸 깊은 곳에 있는 심층근은 뼈나 내장을 안정시켜 자세를 유지시켜주고, 움직임을 안쪽에서 받쳐주고 있다.** 눈으로 확인할 수 없기 때문에 실감하기 어려운 근육

혈관을 강하게 만드는 걷기

이지만 매우 중요한 근육이다.

표층근과 심층근은 층으로 이루어져 체간을 구성하고 있으며, 두 가지 근육이 연동하면서 자연스러운 운동을 가능하게 한다.

골반의 틀어짐이 모든 증상의 원인

매일의 일상생활 속에서 무의식중에 삐뚤어져 있는 몸 이런 불균형은 요통, 무릎통증, 어깨결림은 물론 팔저림, 다리저림, 나아가서는 생활습관병에 이르기까지 모든 증상과 연결되어 있다.

특히 골반은 상반신과 하반신을 이어주는 중요한 부위로 등뼈와 대퇴골의 사이에 있다. 좌우 한 쌍의 '관골'과 그 사이에 있는 '선골'과 '미골'로 이루어져 있다.

- **관골**…장골(엉덩뼈), 치골(두덩뼈), 좌골(궁둥뼈)이 성장과정에서 유합되어 생기는 뼈
- **선골**…골반의 중앙, 후벽 부분의 역삼각형을 띠는 뼈
- **미골**…꼬리뼈라 불리는 척주의 가장 밑에 있는 뾰족한 뼈. 등뼈의 끝부분

골반에는 충격을 흡수하여 보행을 지탱하는 역할, 앉을 때의 좌대 역할, 직장·생식기·방광 등을 보호하는 역

할이 있으며, 복부쪽은 '복직근(배곧은근)', '복사근', '복횡근'의 세 가지 근육, 등쪽은 '척주기립근', '광배근(넓은등근)', '다열근' 등에 의해 보호된다.

원래 **골반은 좌우대칭의 아름다운 아치형을 띤다.**

골반이 틀어지거나 삐뚤어지면 요통, 어깨결림, 두통, 관절통, 불임 등 다양한 증상의 원인이 되어 건강면에서도 막대한 영향을 끼친다.

또 **골반이 틀어져 있으면 올바른 자세를 취할 수 없어지기 때문에 빠르게 걸을 수도 없다.** 이렇듯 골반은 인간의 몸을 건강하게 유지하기 위해 중요한 역할을 하고 있는 것이다.

골반의 틀어짐에는 몇 가지 종류가 있다.

골반의 우측이 앞이나 뒤로 기울어져 있는 사람, 골반의 좌측이 앞이나 뒤로 기울어져 있는 사람, 골반이 뒤틀어져 있는 사람 등 사람마다 제각각이다.

왜 골반은 틀어지는 것일까?

체간에 있는 심층근 중에서 복부에 존재하는 네 가지 근육(복횡근, 횡격막, 다열근, 골반저근군)을 '파워하우스 근육'이라고 부르는데, 이 **근육군이 약해지면 올바른 자세를 취하지 못하게 되면서 골반도 함께 틀어진다.**

또 골반이 틀어지는 것은 외상을 제외한다면 일상생활 속의 무의식적인 버릇이나 동작의 습관이 원인이 되는 경우가 대부분이다.

무릎통증, 요통, 어깨결림 등의 기능적 장애를 치료하기 위해 우리(기즈) 클리닉을 찾는 신규 환자들에게 일상적인 습관에 관한 설문조사를 해본 결과, '가방을 한쪽 어깨로 맨다.' '옆으로 자는 경우가 많다.' '버릇처럼 다리를 꼰다.' '하루에 30분도 걷지 않는다.' '바로 누운 자세로는 못 잔다.'가 상위를 차지했다.

기능적 장애가 발생하기 쉬운 사람의 일상습관

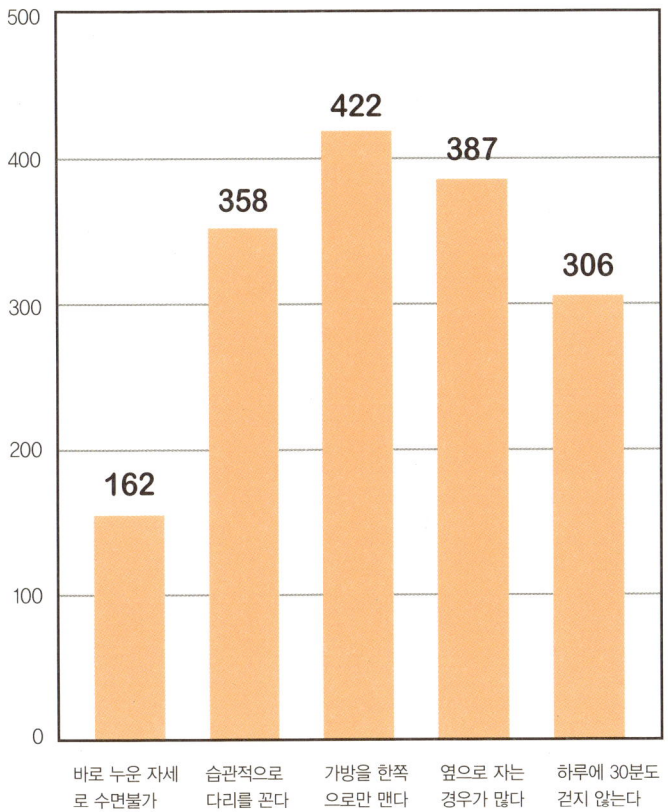

주) 이 그래프는 2013~14년 2년 간 KIZU 카이로프랙틱을 찾은 신규 환자에 대한 일상습관을 나타내는 수치이다. 총 1,043명(남성 443명, 여성 600명)을 대상으로 실시했다(복수 답변 있음).

골반이 틀어져 있으면
치마가 돌아간다!

당신의 골반이 틀어져 있는지 간단하게 확인할 수 있는 방법이 있다.

당신은 다음과 같은 두 가지 항목에 해당되는가?

> □ 자신도 모르게 치마가 돌아가 있다.
> □ 의자에 앉는 순간 반드시 어느 쪽으로든 다리를 꼬고 싶어진다.

이 중 어느 하나라도 해당되는 사람은 거의 틀림없이 골반이 틀어져 있다.

당신이 여성이라면 일상생활 속에서 문득 자신도 모르는 사이에 치마가 돌아가 있는 것을 발견한 경험이 있지 않은가?

당신의 치마가 돌아간 방향으로 골반이 틀어진 상태를 알 수 있다.

골반이 틀어지면 치마가 돌아간다

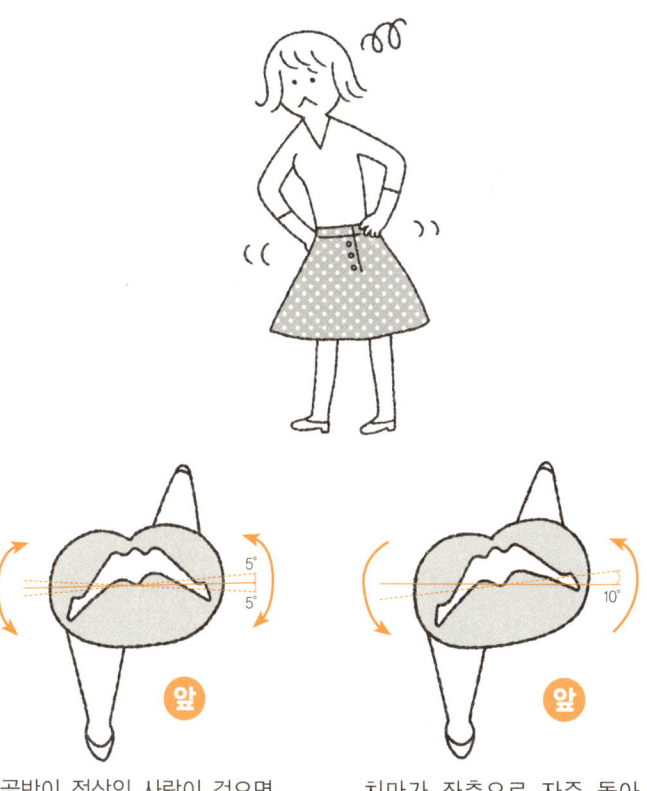

골반이 정상인 사람이 걸으면 좌우 모두 전후로 5도씩 돌아 간다.

치마가 좌측으로 자주 돌아 가는 사람은 골반이 틀어져 있기 때문에, 좌측후방 쪽으로 5~10도, 우측전방 쪽으로 5~10도 뒤틀려서 돌아간다.

- 치마가 시계방향으로 돌아가는 사람은 골반의 우측이 뒤쪽으로 기울어진 사람이다.
- 치마가 반시계방향으로 돌아가는 사람은 골반의 좌측이 뒤쪽으로 기울어진 사람이다.

또 의자에 앉자마자 반드시 어느 쪽으로든 다리를 꼬고 싶어지는 사람은, 자신이 평소에 어느 쪽 다리를 위쪽으로 해서 꼬는지에 따라 골반이 틀어진 상태를 알 수 있다.

- 오른쪽 다리를 위쪽으로 해서 다리를 꼬는 사람은 골반의 우측이 뒤쪽으로 기울어진 사람이다.
- 왼쪽 다리를 위쪽으로 해서 다리를 꼬는 사람은 골반의 좌측이 뒤쪽으로 기울어진 사람이다.

당신의 골반이 틀어진 상태는 어떠한가?

올바른 자세로 걸으면
골반의 틀어짐이 사라진다.

골반이 틀어진 사실을 모른 채 방치해두면 다양한 증상이 나타난다.

요통, 무릎통증, 어깨결림, 오십견, 안정피로, 변비, 요실금, 손저림 등 신체적인 질병뿐 아니라 내장기능이 떨어지고 혈류도 나빠진다.

엄밀하게 말하면 **골반이 틀어지면 선골로 이어져 있는 등뼈에도 영향이 미치게 되어 틀어짐이 발생한다. 반대로 등뼈가 틀어지면 골반도 함께 틀어진다.** 어느 것이 먼저 틀어졌다기보다는 서로 영향을 주면서 함께 틀어지는 것이라고 할 수 있다.

또 자세가 나빠서 골반이 틀어지는 것인지, 골반이 틀어져서 자세가 나빠지는 것인지에 대해서도 골반과 등뼈의 관계와 같은 구조라고 할 수 있다.

본래 골반은 선 상태로 존재하는데, 등이 구부정한 사

람이나 허리가 젖혀진 사람의 골반은 앞이나 뒤로 기울어져 있다. 이와 같은 사람들은 허리가 젖혀져 있기 때문에 배가 볼록 나와 있고 동시에 등이 구부정하다.

골반이 뒤로 기울어져 있는 것은 등과 허리가 휘어져 있는 고령자와 같은 상태이다.

최근에는 이런 증상을 젊은층에서도 자주 볼 수 있다. 장시간 앉아 있는 생활패턴과 파워하우스 근육의 약화를 원인으로 들 수 있다.

골반에는 양쪽 다리가 원활하게 움직여지도록 하는 역할이 있다. 틀어져 있으면 당연히 원활한 움직임이 어려워진다. 원활하게 움직이지 못한다는 것은 빠르게 걷지 못한다는 뜻이기도 하다.

당신은 도넛을 절반으로 자른 형태(반달형)의 아치형 다리를 알고 있는가?

반달형 안은 비어 있기 때문에 중력을 이기지 못하고 무너질 것 같지만, 아름다운 아치형을 유지하고 있는 것은 왜일까?

아치형 다리는 돌을 몇 개 조합해서 만들어지는데, 다리의 가장 높은 부분에 마지막으로 끼우는 돌을 키스톤

key stone이라고 부른다. 이 돌을 끼워 넣으면 비로소 다른 모든 돌에 힘이 전달되어 아치형이 유지되는 것이다.

이때 키스톤 이외의 돌에는 외부에서 힘이 가해져 키스톤을 들어올리는 힘이 작용한다. 키스톤의 떠오르려는 힘이 중력에 대항하면서 균형을 유지하기 때문에 완벽한 아치형이 완성되는 것이다.

골반은 이 아치형 다리와 같은 구조이며 같은 역학이 작용하고 있다. 키스톤이 선골이며 그 외의 돌이 장골에 해당된다.

예를 들어 점프를 시도하려고 할 때 지면에서부터 다리관절로 전해진 힘은 무릎에서 고관절, 고관절에서 장골로 전해지며 마지막으로 선골로 도달하고, 그 지점에서 위로 들어올리려는 힘이 작용한다. 지면에서 전해지는 힘은 장골을 경유해서 선골로 전해지고 그 위로 이어지는 요추를 지탱한다.

골반이 틀어져 있다는 것은 이 아치형이 무너진다는 것이기 때문에, 위로 이어지는 등뼈도 틀어지는 것이다.

반대로 등뼈가 틀어지면 균형이 깨져 골반도 틀어진다.

이렇게 생각하면 체간, 즉 올바른 몸의 축이 얼마나 중요한 것인지 이해할 수 있을 것이다.

골반이 틀어져 있으면 올바른 자세로 빠르게 걸을 수 없다.

또 자세가 나쁜 상태로 생활하면 골반이 틀어지기 마련이다.

그렇기 때문에 먼저 틀어진 골반을 원래 위치로 되돌리고, 올바른 골반의 형태나 올바른 뼈의 위치를 유지할 수 있는 근육을 만들어야 한다.

그렇다면 어떻게 하면 틀어진 골반을 고칠 수 있을까?

스스로 고칠 수 있는 방법은 '바른 자세로 걷기'이다.
바른 자세로 걷는 것만으로 틀어진 골반이 개선되고 혈관까지 강하게 할 수 있는 것이다.

중력과 우리 몸의 관계

우리가 사는 지구에는 중력이 작용한다. 이 중력은 우리 몸과 밀접한 관련이 있으며, 좋은 영향과 나쁜 영향을 끼친다.

먼저 **중력의 좋은 영향은 우리 몸에 있는 근육의 힘을 유지시켜 준다는 점이다.**

중력은 위에서 아래로 작용하기 때문에 중력에 저항하는 형태로 팔을 들려고 할 때 근육이 없으면 들어 올릴 수 없다. 중력이 있기 때문에 우리는 근육이나 관절의 기능을 유지할 수 있는 것이다.

우주항공연구개발기구(JAXA)에 따르면 무중력 상태인 우주에서 귀환한 우주비행사들은 한참 동안 다리와 허리로 설 수 없다고 한다. 무중력 상태인 우주에서는 근력의 저하나 골량의 감소 등으로 다양한 육체적인 변화가 일어나기 때문이라고 한다.

그리고 우주에서 귀환한 비행사들은 근육을 우주에 가기 전 상태로 되돌리기 위해 약 45일 간에 걸친 재활프로그램을 실시한다고 한다.

즉 **바로 중력이 있기 때문에 우리는 건강을 유지할 수 있는 것이다.**

반면, **중력의 나쁜 영향은 몸의 조직(뼈, 관절, 근육, 내장 조직 등)에 쓸데없는 부하를 가한다는 점이다.**

중력이 존재하는 환경에서는 일상적으로 생활하는 것만으로 전신의 근육이나 다리와 허리의 관절 등에 부하가 가해진다. 내장도 그 자체의 무게만으로 밑으로 처지거나 근육이나 그 외의 장기로 인해 위쪽에서 눌려 손상을 입고 있다.

중력이 작용하는 지구상에서 약 5~6kg(전 체중의 8%)이나 되는 머리를 지탱하면서 직립보행이 가능한 것은, 자세를 유지해주는 근육이 기능하며 몸을 단단히 바쳐주고 있기 때문이다. **이러한 몸을 지탱하는 근육 중에서 가장 중요한 근육을 '항중력근'이라 부른다.**

항중력근 중에서도 중요한 것이 앞서 말한 **파워하우스 근육이다.** 몸 중심부, 흉강의 하부에서 골반 밑으로 뻗어 있는 네 개의 근육(복횡근, 횡격막, 다열근, 골반저근군)으로 구성되는 중요한 근육군이다.

필라테스에서는 '파워하우스'라 부르지만, 본서에서는 근육이라는 점을 강조하기 위해 '파워하우스 근육'이라고 칭한다.

파워하우스 근육은 허리 라인에서 엉덩이 하부에 걸쳐 사다리꼴 코르셋과 같이 존재한다. **파워하우스 근육에 힘이 들어가면 항중력을 사용한 상태가 되기 때문에, 골반아치에서 양다리로부터 전해지는 힘이 등뼈로 몰려 똑바로 위로 향하게 할 수 있으며, 몸에 부하가 가해지지 않는 올바른 자세를 취할 수 있다.**

올바른 자세를 만드는 파워하우스 근육

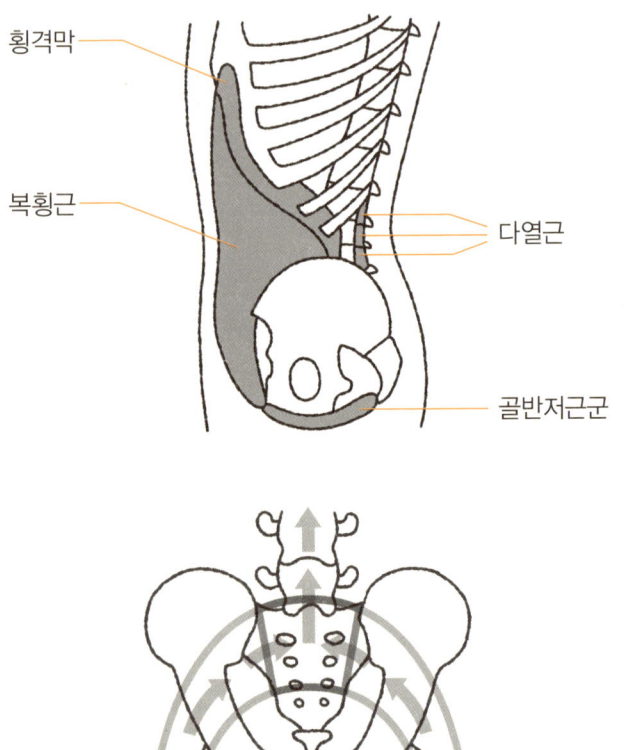

파워하우스 근육에 힘이 들어가서 항중력을 사용한 상태가 되면, 골반 아치에서 양다리로부터 전해지는 힘이 등뼈에 모아지고 똑바로 위로 향한다.

건강하고 중력을 이기는 사람은, 파워하우스 근육을 중심으로 한 근육들을 이용해서 골반을 지탱한다.

그러나 건강하지 못하고 중력을 이기지 못하는 사람은 파워하우스 근육이 기능을 하지 못하고 골반을 제대로 지탱하지 못하기 때문에, 자세가 나빠지고 한쪽 다리에 체중을 실어 지탱하게 된다. 즉, 뼈나 관절을 지팡이처럼 의지해서 몸을 지탱하는 것이다.

이 상태로 올바른 자세를 유지하는 것은 불가능하다.

불가능하기는커녕 머지않아 관절 부분이 눌려 망가지게 될 것이다. 또한 근육을 단련시킬 수 없기 때문에 혈관도 약해진다.

혈관을 강하게 해서 건강을 유지하는 데 있어서 그리고 올바른 자세를 유지하면서 빠르게 걷는 데 있어서도 파워하우스 근육은 매우 중요한 근육이다.

파워하우스 근육을 의식해보자.

건강의 열쇠를 쥐는 파워하우스 근육은 복횡근, 횡격막, 다열근, 골반저근군 네 가지로 구성되어 있다.

각각의 근육의 기능이나 특징에 대해 설명한다.

● 복횡근

복횡근은 배의 가장 심층부에 있는 심층근이다. 파워하우스 근육을 단련시켜 컨트롤하는 데 있어서 항상 의식하며 효과적으로 사용해야 하는 근육이다.

복부뿐 아니라 등쪽에까지 퍼져 있으며 요부를 안정시키는 코르셋과 같은 기능을 한다.

입으로 깊게 숨을 내뱉으면 복횡근과 횡격막이 연동하여 움직이는 것을 느낄 수 있다.

특히 요통개선에는 이 근육을 단련시켜 복압을 강화시킬 필요가 있다.

복압이란 복강 내의 압력을 말하며, 이 복압이 높아지면 체간이 안정되며 강한 힘을 발휘할 수 있다.

복압을 높이기 위해서는 '스쿠프'라 불리는 방법이 있다. 이 방법은 먼저 배꼽을 등쪽으로 접근시킨다는 느낌으로 배를 안쪽으로 깊게 집어넣는다. 또는 한 사이즈 작은 바지에 억지로 배를 끼워 넣는 느낌이라고도 할 수 있다.

이때 호흡은 멈추지 않고 실시한다.

스쿠프는 큰 부하를 가하지 않고도 가능하기 때문에, 일상생활 속에서 무리 없이 간단히 실시할 수 있는 체간 트레이닝이다.

선 자세로 스쿠프를 실시했을 때 느낌을 알 수 없다면, 천장을 보고 누워서 시도해보기 바란다. 어깨와 등을 바닥에 대고 누워서 무릎을 세운다. 배꼽을 등쪽으로 누르듯이 배를 깊게 집어넣는다.

● 횡격막

횡격막은 폐나 심장 하부에 존재하는 돔 형태의 막으로 된 근육이다.

동체를 폐나 심장이 있는 흉부와 장이나 위가 있는 복부로 나누는 부위이다.

횡격막은 호흡으로 상하로 움직이고, 숨을 내뱉었을 때

올라가고 숨을 들이마셨을 때 내려간다. 의식하면서 심호흡을 해보자.

● 다열근

다열근은 척추를 구성하고 있는 추골을 이어주는 근육이다.

등뼈의 S자 굴곡을 유지하는 기능을 한다. 척주의 큰 움직임이 발생했을 때 허리나 등을 손상시키지 않도록 충격을 흡수하는 등, 운동을 미조정하는 역할도 한다.

등이 펴진 상태에서 허리뼈가 안정되었을 때 사용된다.

● 골반저근군

골반저근군은 요도괄약근, 구해면체근, 항문거근, 외항문 괄약근 등의 총칭이다.

체간의 가장 하부에 위치하며 골반이나 내장을 밑에서 받쳐주고 있는 근육군이다.

알기 쉬운 예로 설명하면 오줌을 멈추거나 방귀를 참을 때에 사용하는 근육이 골반저근군에 속한다.

이 근육군이 느슨해지면 골반의 위치가 틀어지거나 내장을 제대로 지탱하지 못하거나 요실금이 생기기도 한다.

골반저근군을 의식하는 방법은 두 가지 있는데, 요령만 익히면 의외로 간단하다.

첫 번째는 엎드려 누워서 치골을 바닥에 대고 누르는 방법이다. 치골을 바닥에 대고 꼭 눌렀을 때 그와 동시에 항문이나 질에도 힘이 들어가서 조여진다.

두 번째는 천장을 보고 대자로 누워 요도에 힘을 주는 방법이다. 이때 동시에 항문이나 질이 조여지는 느낌이 들 것이다.

몸에 부담을 주는 자세와
주지 않는 자세

어느 TV 프로그램의 취재에서 길거리를 오가는 사람들의 자세를 수십 명 정도 체크해보는 기획이 있었다.

사람들에게 '바른 자세를 취해보세요.'라는 부탁을 하자 대부분이 허리를 뒤로 젖히고 차렷자세를 취했다.

이때 가슴과 마찬가지로 복부도 살짝 앞으로 내밀고 허리 부분이 젖혀지는 사람이 상당히 많았다. **이것을 '젖혀진 허리'라고 하는데, 이 자세가 바로 우리가 초등학교에서 배운 '차렷자세'인 것이다.**

이 자세는 좋은 자세가 아니며, 허리에 큰 부담을 주게 되는 자세이다.

몸에 부담을 주지 않은 자세를 취하기 위해서는 바닥에서부터 전해지는 힘의 벡터를 다리관절, 무릎, 고관절, 체간, 머리로 일직선으로 전달하는 이미지를 떠올리며 선다.

몸에 부담을 주지 않는 자세

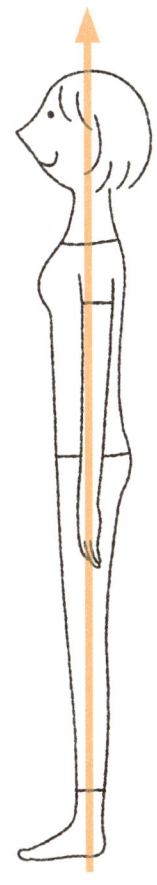

바닥에서 전해지는 힘의 벡터를 다리관절, 무릎, 고관절, 체간, 머리로 일직선으로 전달하는 이미지를 떠올리며 서면, 뼈나 근육에 무리한 부담을 주지 않게 된다.

이 자세는 파워하우스 근육(항중력근)을 사용하기 때문에 중력의 나쁜 영향에서 몸을 보호할 수 있으며, 뼈나 근육에 무리한 부담이 가해지지 않는다.

몸에 부담을 주지 않는 자세로 섰을 때의 골반은 바로 서 있다. 그러나 허리를 젖히고 서면 골반은 앞으로 기울어지게 된다. 그리고 본래 완만한 곡선을 그리던 목뼈가 꼿꼿이 서게 되고, 허리 부분의 등뼈가 배 쪽으로 향하는 극단적인 곡선 상태가 된다.

등이 구부정한 경우에는 골반은 뒤쪽으로 기울어지게 된다. 그 때문에 무릎이 앞으로 꺾이고 목부터 허리에 걸친 등뼈가 구부정해진다.

젖혀진 허리나 구부정한 등은 바닥에서 전해지는 벡터가 다리 관절에서 머리로 일직선으로 전달되지 않기 때문에, 중력의 나쁜 영향을 받아 뼈나 관절, 근육, 내장조직 등에 부하를 가하게 된다.

우리 클리닉에 내원하는 여성환자들의 대부분이 허리가 젖혀져 있거나 등이 구부정한 경우가 많고, 이것이 원인이 되어 어깨결림이나 요통으로 고통받는 사람이 많다.

몸에 부담을 주는 자세

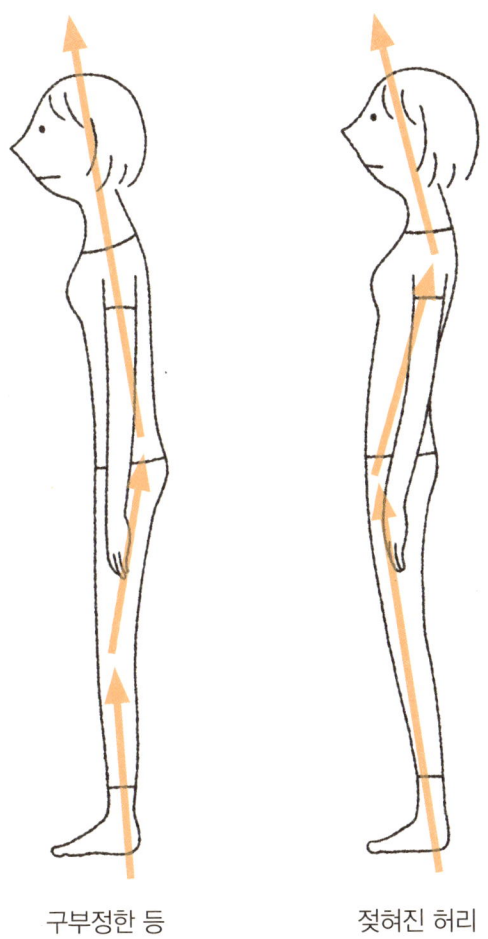

구부정한 등   젖혀진 허리

젖혀진 허리와 구부정한 등의 공통점은 체간에서 가장 중요한 심층근인 파워하우스 근육을 전혀 사용하지 않는 다는 점이다.

몸에 부담을 주지 않는 자세는 파워하우스 근육을 사용 하지 않으면 만들어지지 않는다.

몸에 부담을 주지 않는 자세는 가슴을 앞으로 열어 동 시에 파워하우스 근육이 있는 복부 주변에 힘을 꽉 주어 조이는 것이다. 그렇게 하면 허리에 부담을 주는 허리가 젖혀지거나 등이 구부정해지는 자세는 개선될 것이다.

요령은 상반신을 열고 하반신을 조이는 것이다.

즉, 파워하우스 근육을 축으로 가슴을 열어 골반을 조 이는 것이 몸에 부담을 주지 않는 올바른 자세이다. 상반 신과 하반신이 다른 움직임을 하는 것이다.

이 자세는 몸에 부담을 주지 않을 뿐 아니라 보기에도 아름답고 젊어 보이게 한다.

발레나 피겨스케이팅 선수들은 이 움직임을 충분히 숙 지하고 있다. 토리노 올림픽 금메달리스트 피겨스케이팅

선수인 하뉴 유즈루羽生 結弦의 완벽한 연기는 지금도 기억에 생생하다.

그 가는 몸으로 한쪽 다리를 축으로 빙글빙글 회전하거나 아름다운 점프를 해낼 수 있는 것은, 상반신을 열고 하반신을 조여 골반아치의 역학이나 파워하우스 근육의 힘을 충분히 사용했기 때문이다.

마찬가지로 금메달리스트인 아라카와 시즈카荒川 静香 선수의 특기기술인 이너바우어도 파워하우스 근육을 사용한 전형적인 기술이다. 상반신은 한껏 연다고 해도 하반신이 꽉 조여져 있기 때문에 그런 기술이 가능한 것이다.

몸에 부담을 주지 않고 빠르게 걷기 위해서도 이 올바른 자세는 필수이다.

상반신을 열고 하반신을 조인 채로 파워하우스 근육을 사용하면서 걷게 되면, 몸에 무리한 부담을 주지 않고 빠르게 걸을 수 있다.

파워하우스 근육을 단련시키면 혈관이 강해진다.

몸에 부담이 가는 서기, 걷기, 앉기는 모두 뼈나 관절이 중력의 영향을 고스란히 받기 때문에 골반아치가 무너져서 골반이 틀어지는 원인이 된다.

골반이 틀어지면 파워하우스 근육을 쓸 수 없게 되기 때문에 뼈나 관절에 더욱 부담이 가게 되고 결국에는 장애를 초래하게 된다. 진행되면 변형성 관절증의 원인이 되기도 한다.

또 **파워하우스 근육의 약화는 골반의 틀어짐이나 무릎 통증, 요통뿐 아니라 신체기능 저하로 이어진다.**

인간의 체간 부분에는 심장, 폐, 장, 간, 신장 등 생명 활동을 유지하기 위한 중요한 장기들이 모여 있다. 이들의 장기는 중력의 영향을 받으면서도 근육에 의해 지탱되면서 제각각의 역할을 하고 있다.

특히 파워하우스 근육에 의해 감싸진 부분을 복강이라

고 하며 여기에 소화기계의 내장이 모여 있다.

파워하우스 근육 중 일부가 느슨해지거나 지방이 많이 축적되면 내장은 충분한 기능을 다하지 못하게 된다. 내장 하수가 일어나거나 지방으로 압박되어 활동력이 저하된다.

또 위나 장 등 소화기가 음식물을 소화시키는 능력 그 자체도 저하된다.

나아가 위가 하수된 상태에서는 그 아래에 있는 장을 압박하여 장의 연동운동을 약화시키게 된다.

장 활동과 밀접한 관계가 있는 부교감신경은 혈류와도 깊은 연관성이 있다고 알려져 있다.

특별히 뚱뚱하지도 않은데 하복부만 볼록 튀어나온 사람은 파워하우스 근육이 약화되어, 복압이 낮아지면서 내장이 하수되어 있을 가능성이 있다.

파워하우스 근육이 느슨해져서 내장지방이나 피하지방이 쌓인 상태에서는 전신으로 혈액을 내보내는 심장이나 호흡을 담당하는 폐에도 큰 부담이 가해지고, 그 결과 혈관에도 악영향을 끼친다.

파워하우스 근육 중 특히 횡격막은 폐의 호흡을 돕는 근육이다. 횡격막의 근육이 느슨해지면 충분한 호흡이 불가능해진다.

올바른 호흡은 심장과 폐를 강하게 하고 심장과 혈관의 기능을 높인다.

파워하우스 근육을 단련시키면 내장이 정상 위치에 안착할 수 있게 되고, 그 기능을 충분히 발휘할 수 있게 된다.

체온이 상승하고 기초대사가 높아지기 때문에 지방이 연소되기 쉬운 체질로 바뀐다. 혈류도 좋아지고 신체기능도 개선된다.

파워하우스 근육이 건강의 열쇠를 쥐고 있다!

최근에 육상선수 인터뷰나 TV나 잡지에서 '체간'이라는 단어를 자주 듣게 된다.

일본 축구국가대표 나가토모 유토長友佑都 선수는 대학생 시절 요추분리증과 디스크를 앓아 끔찍한 요통에 고통받았다고 한다. 일상생활조차 쉽지 않을 정도로 중증이었기 때문에 축구를 그만둘 생각까지 했다고 한다.

그 후에 체간 트레이닝을 접하고 나서 체간을 단련시킴으로써 요통을 극적으로 개선했다.

그는 '자신의 몸 상태를 정확하게 파악하고 받아들임으로써 극적으로 성장했다.'고 말한다. 체간 트레이닝을 지속하는 과정에서 '골반과 골반에서 뻗어 있는 등뼈의 중요성을 알게 되었다'고도 한다.

시행착오와 함께 배워가면서 체간 트레이닝을 계속해온 결과, '골반이 어떤 부위이며 어떤 기능을 하는지', '지금 자신의 골반은 서 있는지 누워 있는지'에 대한 것까지

지금은 확실히 알게 되었다고 한다.

이런 영역에 이르는 것은 세계적인 일류선수이기 때문이라는 이유도 있겠지만, 이 정도까지는 아니더라고 우리도 체간을 항상 의식하도록 해야 한다.

몸에 부담을 주지 않는 자세로 빠르게 걷는다는 목적을 위해서는 체간에 있는 심층근 중 복부 주변에 있는 복횡근, 횡격막, 다열근, 골반저근군으로 이루어진 파워하우스 근육이 가장 중요한 근육이다.

파워하우스 근육은 네 가지 근육이 연동하며 움직이기 때문에 일상생활 속의 모든 동작에 있어서 힘의 원천이 된다. 그렇기 때문에 '파워하우스 = 힘의 원천'이라 불리는 것이다.

파워하우스 근육의 근력이 약해지면 올바른 자세를 유지하지 못하고 운동능력이 쇠퇴한다.

파워하우스 근육의 힘이 약해지면 복압이 낮아져서 중력으로 인해 밑으로 처지려고 하는 내장을 올바른 위치에서 지탱하지 못하게 되고, 하복부가 볼록하게 나온 상태가 된다. 보기에도 나이 들어 보이게 되어버린다.

또한 내장의 수축운동을 도와주는 것도 불가능해진다. 그렇게 되면 당연히 다양한 신체기능의 저하를 초래한다.

이 파워하우스 근육을 일상생활 속에서 단련시키는 방법이 있다.

몸에 부담을 주지 않는 올바른 자세로 빠르게 걷는 것이다.

파워하우스 근육을 사용하면서 바른 자세로 빠르게 걷게 됨으로써 중력의 좋은 영향을 받아 더욱 파워하우스 근육이 강해진다.

정리하자면, 파워하우스 근육을 단련시키면 혈관이 강해진다. 또 심장이나 혈관에 적당한 부하를 가하면서 걸으면 혈관이 더욱 강해진다.

파워하우스 근육이 건강의 열쇠를 쥐고 있는 것이다.

제 4 장

올바른 자세를
터득하면
빠르게 걸을 수 있다

학교에서 배우는 '차렷자세'는 바른 자세가 아니다!

올바른 걷기는 올바른 자세 없이는 불가능하다.

오래 전 초등학생 시절에 학교에서 배운 '차렷'이나 '앞으로 나란히' 자세를 올바른 자세라고 여기는 사람들이 많이 있다.

그러나 그것은 대부분의 경우 올바른 자세가 아니다.

현재 가장 우려되는 것은 최근 어른들과 같은 요통 등의 증상으로 내원하는 초등학생이나 중학생이 급증하고 있다는 사실이다.

학교에서 배운 '차렷' 혹은 '앞으로 나란히' 자세는, 허리가 뒤로 젖혀지는 버릇을 들이기 쉽게 만들고, '쉬어' 자세는 등을 구부정하게 만들거나 한쪽 다리에 중심을 싣는 버릇을 들이기 쉽게 만든다.

초등학교에서 배운 '차렷' 자세는 언뜻 보기에 좋은 자세처럼 보이지만, 하복부가 앞으로 나오면서 허리가 심하게 젖혀지게 된다.

젖혀진 허리는 구부정한 등과 반대로 허리가 뒤로 너무 젖혀진 자세를 말한다. 허리를 젖힘으로써 상반신의 무게를 등뼈와 관절로 지탱하게 되는 자세이다.

젖혀진 허리는 허리에 필요 이상으로 부담이 가해지고, 관절이나 인대, 신경 등에 악영향을 끼친다.

허리가 젖혀진 사람들은 앉을 때 등이 구부정해지기 쉽고, 목이 본래 갖고 있는 아름다운 S자 굴곡이 사라진 곧은 '스트레이트 넥(거북목)'이 될 가능성이 높다.

허리가 젖혀진 사람은 허리뼈의 굴곡이 극단적으로 배쪽으로 휘게 되고, 골반은 앞쪽으로 기울어져 있다. 옆에서 봤을 때도 귀, 어깨, 허리, 무릎, 복사뼈가 일직선이 되어 있지 않다.

올바른 차렷 자세와 앞으로 나란히 자세

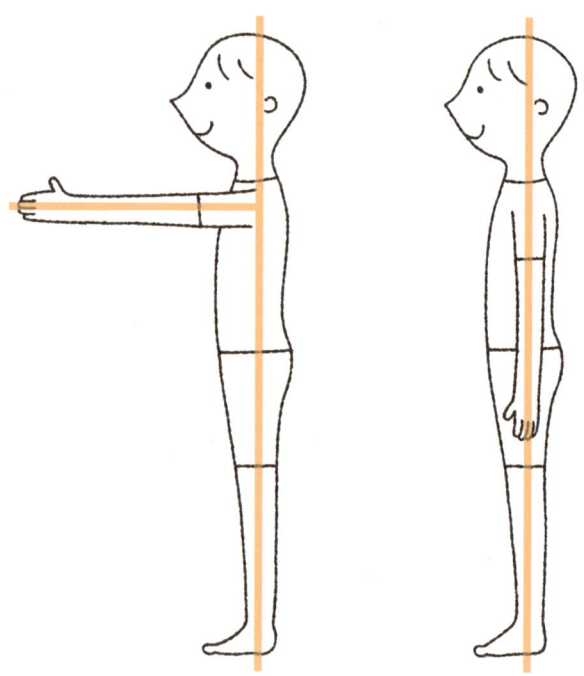

다리에서 머리까지 일직선이 되는 올바른 자세를 취한다면 팔을 올려도 그 라인이 흐트러지지 않는다.

또 젖혀진 허리가 위험한 것은 좀처럼 지적받기 어렵다는 것이다.

등이 구부정한 사람은 누가 봐도 자세가 나쁘다고 알 수 있기 때문에, 지적을 받아 고치도록 조언을 받을 기회도 많을 것이다.

하지만 등이 젖혀진 사람은 지적을 받기는커녕 자세가 좋다고 오히려 칭찬받는 일도 있을 것이다.

어떤 여학생은 초등학생 때 젖혀진 허리를 선생님께 '자세가 참 좋네!'라고 칭찬을 받아, 그것이 올바른 자세라고 착각한 채 그 자세를 계속 유지해왔다.

그 결과 고등학생 때 극심한 요통에 시달렸다고 한다.

그리고 **구부정한 등과 젖혀진 허리는 세트로 함께 나타나는 경우가 매우 많다.**

예를 들어 등을 구부정하게 앉아 있는 사람이 자세를 고치려고 가슴을 앞으로 내밀어 등을 펴기 때문에 허리가 젖혀지게 된다.

부자연스럽게 등을 긴장시키기 때문에 금방 피곤해지고 요추에도 부담이 되기 때문에 금방 쉬고 싶어진다.

그 결과 허리를 젖히는 것에 지친 사람들은 다시 구부정한 등으로 돌아가고 마는 것이다.

그러다가 머지않아 등이 구부정해져 있다는 사실을 깨닫고 다시 허리를 뒤로 젖힌다.

나쁜 자세를 고치려다가 또 다른 나쁜 자세로 바뀌는 것이다. 결국 제자리걸음인 것이다.

올바른 '차렷' 자세는 몸에 부담을 주지 않는 자세이다. 다리에서 머리까지 일직선이 된다. 그리고 이 자세가 유지된다면 '앞으로 나란히' 자세로 팔을 올렸을 때도 그 라인은 흐트러지지 않는다.

학교에서 '자세를 똑바로 하라.'고 주의를 주는 경우는 많아도, 구체적으로 올바른 자세를 가르치지는 않는다.

그 이유는 가르치는 사람들도 올바른 자세가 어떤 것인지 알지 못하기 때문이다.

잘못된 차렷자세와 앞으로 나란히 자세

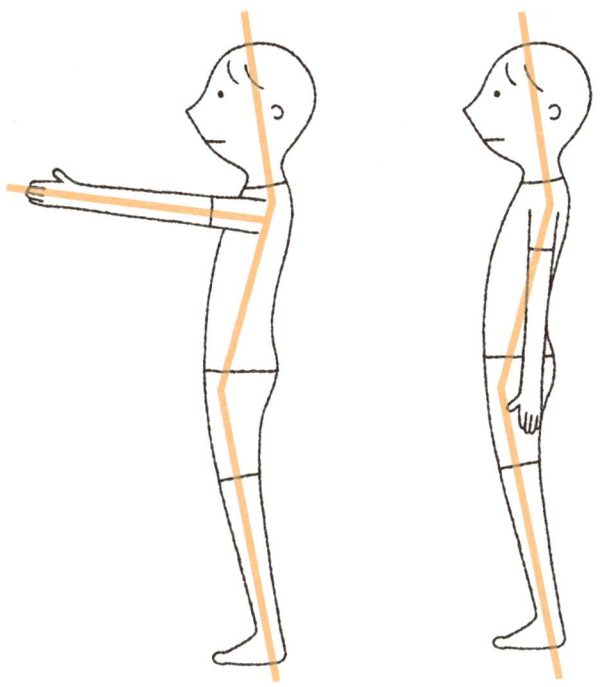

등을 펴는 것을 너무 의식한 나머지 허리가 뒤로 젖혀지는 아이들이 많다. 그 상태에서 팔을 들면 더욱 허리에 부담을 주는 자세가 되어 버린다.

•파워하우스 근육을 단련시키는 앉기

구부정한 등, 젖혀진 허리와 같은 나쁜 자세가 건강에 끼치는 영향은 막대하다.

나쁜 자세는 혈관에도 영향을 끼친다.

혈관을 강하게 하려면 심장박동 수를 올려 근육을 단련시킬 필요가 있다.

하지만 안타깝게도 자세가 좋은 것만으로는 혈관이 강해지지 않는다.

나쁜 자세로 빠르게 걸으면서 심장박동수를 올리려고 하거나 등이 구부정한 상태에서 빠르게 걸으면 깊은 호흡이 불가능하고 금세 숨이 차게 된다.

2014년 영국의 카이로프랙터즈연합협회(British Chiropractic Association)의 조사에 따르면, 스마트폰이나 태블릿을 보기 위해 머리를 숙여 등이 구부정해진 자세를 취하고 있으면, 심근의 움직임이 한정되어 충분한 호흡을 할 수 없다고 한다.

늑골도 적절하게 움직여지지 않기 때문에, 폐와 심장이 완전한 상태로 기능할 수 없게 된다고 지적하고 있다.

등뼈가 구부정해지는 척추후만증을 앓는 고령자는 그렇지 않은 사람에 비해 사망률이 높으며, 체지방률 30% 이상인 사람의 사망률과 거의 같다.

또 미국의 'Medical Billing and Coding'이라는 사이트에 'Sitting is Killing You(앉는 것이 당신을 죽인다.)'라는 기사가 게재되었다. 상당히 화제를 불러일으켰던 기사이다.

그 기사의 내용은 '하루에 6시간 앉아 생활하는 사람은 3시간 앉아 생활하는 사람에 비해 15년 후의 사망률이 40%나 증가한다.'는 것이었다.

게다가 이것은 일상적으로 운동하는 습관이 있는 사람을 대상으로 실시한 연구조사이다.

본래 인간의 몸은 앉도록 만들어지지 않았다. 움직일 때는 걷고, 쉴 때는 눕도록 만들어져 있다.

그러나 **많은 사람들은 앉는 행위의 위험성이나 중요성**

을 모른 채 매일 몇 시간씩이나 앉아서 생활을 한다.

당신의 하루를 떠올려보자.

회사에서 계속 앉은 채로 업무를 하고, 집에 돌아가서도 TV나 컴퓨터, 스마트폰을 하며 앉아 지내지는 않는가?

우리 클리닉에도 계속 앉아 있는 생활이 원인이 되어 생기는 증상으로 고민하는 사람들이 많이 내원한다. 그런 사람들에게 추천하고 있는 것이 파워하우스 근육(복횡근, 횡격막, 다열근, 골반저근군)에 힘을 주어 앉는 방법이다.

그 자세는 다음과 같다.

① 다리를 크게 벌려 의자에 앉는다.

의자에 엉덩이를 깊숙이 집어넣고 앉아 가능한 한 크게 다리를 벌린다. 전국시대의 무장들처럼 다리를 쩍 벌리고 등을 곧게 펴고 앉는다는 느낌으로 앉는다.

② 허리를 젖히고 천천히 되돌린다.

일단 허리를 젖히고 나서 천천히 원래 상태로 되돌린다.

③ 하복부에 힘이 들어갈 때 멈춘다.

젖힌 허리를 되돌릴 때 하복부에 자연스럽게 힘이 들어

가는 부위(배꼽에서 5cm 아래 부분)가 있다. 거기서 멈춘다.
이 상태일 때에는 골반이 서 있다.

④ 다리를 오므린다.

③의 상태를 유지한 채로 다리를 오므린다.

이 방법으로 앉으면 파워하우스 근육에 힘이 들어가고
몸에 무리한 부담이 가해지지 않는다.

단, 계속 앉아 있지 말고 두 시간에 한번 정도 일어나
서 스트레칭이나 워킹을 하면서 몸을 움직이자.

●올바르게 걸으면
전신의 근육이 단련된다.

최근에는 조금 빠른 속도로 걷는 워킹이 인기가 있는데, 일본 문부과학성(한국의 교육인적자원부에 해당)이 실시하는 '체력·스포츠에 관한 여론조사'에 따르면 일본의 워킹인구는 무려 4천만 명에 달한다고 한다.

즉, 일본 국민 세 명 중 한 명은 워킹을 하고 있다는 계산이다.

그러나 워킹인구 4천만 명 중 몇이나 되는 사람들이 올바른 걷기에 대해 알고 있을까?

우리 대부분은 어릴 때부터 스스로에게 가장 걷기 쉬운 방법으로 걷고 있다.

따라서 자신만의 방법은 스스로에게는 걷기 쉽겠지만 고관절이나 무릎관절에 쓸데없는 부하가 가해져서 변형성관절증이 되거나, 허리를 망가뜨리게 하는 등 건강상태를 악화시키는 경우가 적지 않은 실정이다.

최악의 경우는 오랜 세월 동안 잘못된 방법으로 걸은

결과로 인해 뼈가 변형되어 걸을 수 없게 되어버리는 것이다. 이런 일은 흔히 고령자들에게서 나타난다.

워킹이 유행인 요즘 다양한 걷는 법이 등장하고 있다. 그중 **본서가 해설하는 '올바른 걷기'는 한마디로 말하면 '올바른 자세로 빠르게 걷기'이다.**

사람이 걸을 때는 실로 많은 근육을 사용하기 때문에 바른 자세로 빠르게 걸으면 전신의 근육이 균형 있게 사용된다.
'보행 중 근육활동의 타이밍과 상대적인 크기'의 도면을 보면 알 수 있듯이 보행 시에는 다수의 근육이 연동하여 사용되고 있다.

보행 시 사용되는 근육은 전부 23개나 된다. 여기서는 주로 다리의 기능을 지탱하는 근육에 대해 설명한다.

보행 중 근육활동의 타이밍과 상대적인 크기

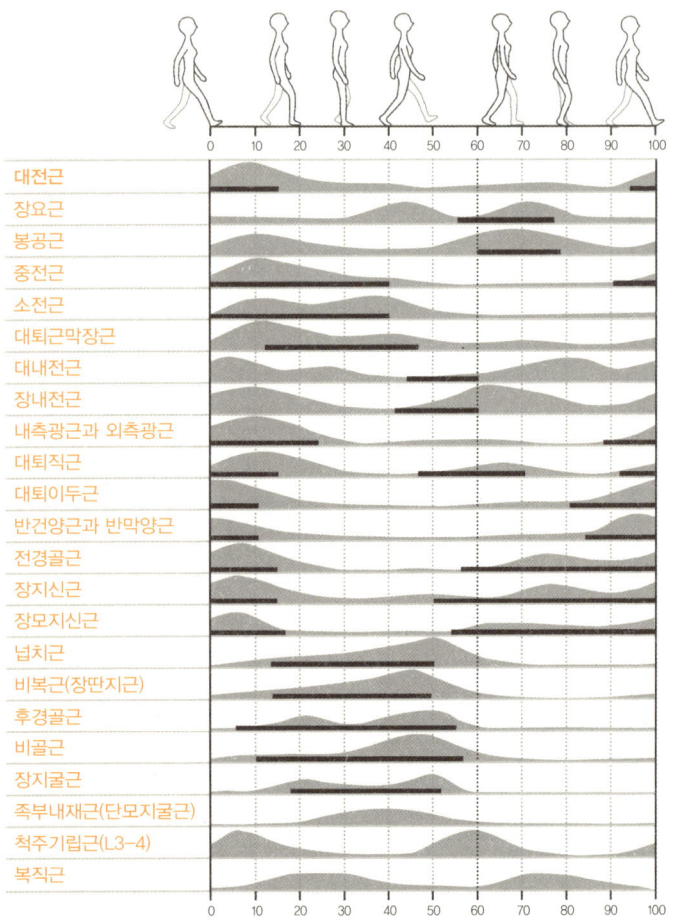

주) 도면 내 굵은 선이 근육활동의 타이밍. 망점 부분이 상대적인 크기이다.

족부내재근 : 짧은 엄지발가락 굽힘근 : Flexor hallucis brevis muscle

출처) Newman 2005

혈관을 강하게 만드는 걷기

● **장요근**…요추부터 다리의 고관절에 걸쳐진 근육이다. 고관절을 움직일 때 필요한 근육으로 허벅지를 들어올리는 기능을 한다.

● **대퇴사두근(넙다리네갈래근)**…허벅지 앞쪽의 근육이다. 장요근과 함께 움직이며 허벅지를 들어올릴 때 그리고 무릎관절을 뻗을 때 필요한 근육으로, 보행 시에 무릎을 중심으로 아랫부분을 앞으로 뻗게 한다.

● **전경골근**…정강이 바깥쪽의 근육이다. 발목을 젖힐 때 필요한 근육으로, 보행 시 다리가 착지할 때 발끝을 올리는 힘을 발생시킨다.

● **대전근**…엉덩이에 붙어 있는 근육이다. 고관절을 뒤쪽으로 움직일 때 필요한 근육으로, 보행 시 허벅지를 뒤로 끌어올리는 기능을 한다.

● **중전근**…엉덩이 옆에 붙어 있는 근육이다. 고관절을 옆으로 벌릴 때 필요한 근육으로서 보행 시나 기립 시에 자세를 안정시키는 기능을 한다.

● **대퇴이두근**…허벅지 뒤쪽의 근육이다. 대전근과 함께 움직이며 허벅지를 뒤쪽으로 구부릴 때 그리고 무릎관절을 뒤쪽으로 구부릴 때 필요한 근육이다.

● **하퇴삼두근**(장딴지세갈래근)…장딴지의 근육이다. 발목을 뻗을 때 필요한 근육으로서 보행 시 다리를 앞으로 내미는 움직임을 도와준다.

근육은 사용하지 않으면 점점 쇠퇴한다. 운동을 하지 않으면 근육의 단백질이 배출되어 근육의 위축이 일어나는 것이다.

오랜 기간 입원해 있던 사람이 사지가 가늘어져서 보행이 힘들어지는 경우를 보면 알 수 있다. 근육의 저하는 특히 다리에 잘 나타난다.

올바른 걷기와 잘못된 걷기

지금부터 설명할 올바른 걷기는 올바른 자세로 빠르게 걷는 법을 의미한다.

파워하우스 근육을 사용해서 몸에 부담을 주지 않고 걷는 법이다.

그리고 혈관을 강하게 만들어 건강을 유지시켜주는 걷는 법이다.

걷는 법에서 가장 중요한 것은 올바른 자세이다.

올바른 자세로 빠르게 걷기 위해서는 걷는다는 움직임에 필요한 에너지를 몸이 바르게 받아들여 처리하는 과정이 필요하다. 바른 자세로 걷기 위해서는 근육에 대한 편중된 부하가 없어야 한다는 점이 매우 중요하다.

바른 자세로 걸으면 체간이 고정되기 때문에, 상반신의 축은 곧은 채로 골반이 안정되어 고관절에서 아래쪽의 하반신만 진자처럼 움직인다.

다리의 발끝을 진행방향으로 똑바로 내밀면 바른 자세인 채로 걸을 수 있다.

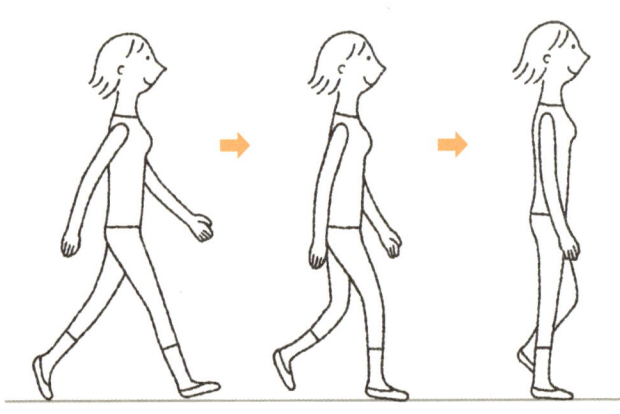

발끝을 열어 앞으로 기울어진 채로 걸으면 자세가 흐트러져 몸에 부담을 주는 걸음걸이가 된다.

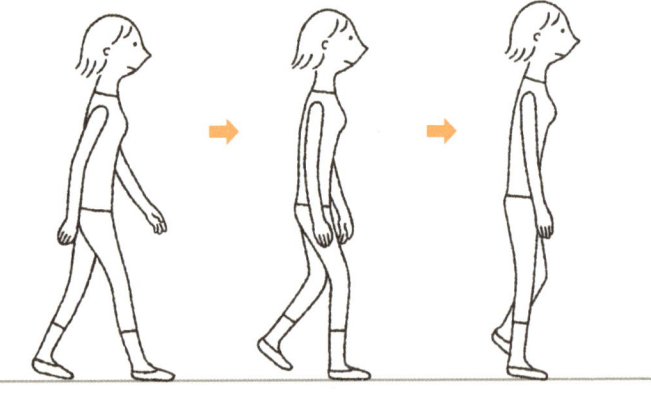

올바른 자세로 걸으면 파워하우스 근육이 단련되어 자연스럽게 걷는 속도가 빨라진다.

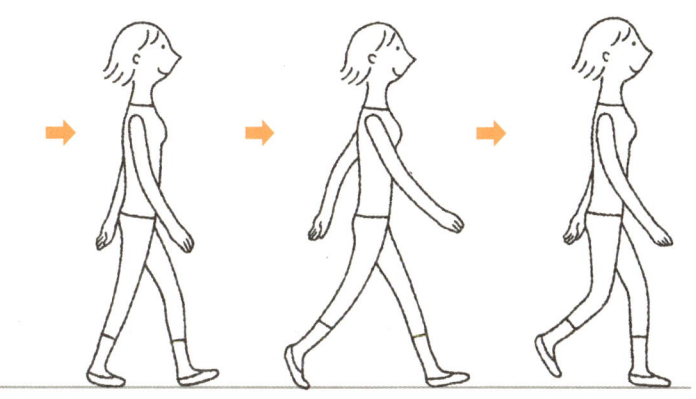

잘못된 자세로 계속 걸으면 무릎이나 고관절에 부담이 가해져서 속도도 늦어진다.

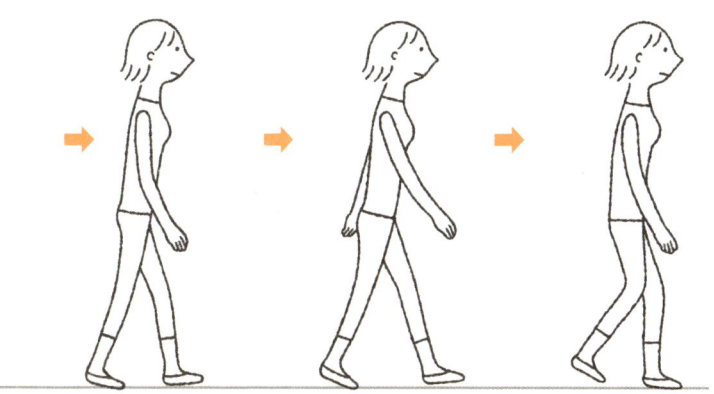

당신은 바른 자세의 중요 포인트를 기억하고 있는가?

상반신은 열고 하반신은 조인다.

바르게 걸을 때도 마찬가지다. 파워하우스 근육을 축으로 가슴을 열고 골반을 조이는 것이 몸에 부담을 주지 않는 올바른 걷기이다.

즉, 바른 자세로 바르게 걷기 위해서는 상반신과 하반신이 각자 다른 움직임을 하는 것이 중요하다.

이 움직임은 'passenger(승객)'와 'locomotive(기관차)'로 비유된다. 즉, 하반신은 기관차이고 그 위에 올라타고 있는 상반신은 승객이다.

올바른 자세로 걸을 때 이런 느낌을 떠올리면서 걷도록 하자.

양다리의 발끝이 진행방향을 향하도록 하고 걸으면 바른 자세로 걸을 수 있다.

이때 다리는 앞쪽으로 크게 벌리며 내딛는 것이 아니라, 뒤로 크게 뻗는 느낌으로 걷는다. 골반과 대퇴골이 분리될 것 같은 느낌이라고 할 수 있다.

바른 자세로 걸으면 파워하우스 근육이 단련되어 자연스럽게 속보로 이어지고, 의식하지 않아도 팔을 흔들면서 걷게 된다.

반대로 잘못된 방법으로 걷거나 체간을 고정하지 않은 채로 걷게 되면 상반신과 하반신의 움직임이 일체화되어 몸이 좌우로 흔들린다.

몸이 앞으로 기울어진 채로 걸으면 고관절에 있는 장요근은 수축하는 움직임밖에 할 수 없게 된다. 근육은 신축 운동을 해야만 비로소 바르게 사용한다고 할 수 있기 때문에 수축만으로는 불충분하다.

잘못된 자세를 체감하기 위해 발끝을 열고 상반신을 앞으로 기울인 채로 걸어보기 바란다. 자세도 몸의 축이 무너져서 몸에 부담이 가해지게 된다.

이 상태로는 무릎이나 고관절에 부담이 가해져서 빠르게 걸을 수 없다.

또 잘못된 방법으로 걷는 사람은 '구부정한 등', '구부러진 허리', '꺾인 무릎' 같은 현상이 함께 나타난다.

유명한 육상선수 중에서 이상한 걸음걸이를 보이는 사람은 극소수에 불과하며, 등이 구부정한 사람이 거의 없는 것은 우연이 아니다.

구부정한 등은 몸의 축이 곧지 않기 때문에 균형이 잡혀 있지 않고, 경기할 때의 움직임에 좋지 않은 습관이 생기는 원인이 된다. 좋은 성적을 남기는 우수한 선수들은 몸의 올바른 사용법을 숙지하고 있는 것이다.

머리의 움직임이 큰 걸음걸이는 관절을 상하게 한다.

걷는 모습을 연속 촬영하면 머리가 상하좌우로 움직이는 것을 알 수 있다.

이런 상하 움직임, 좌우 움직임은 걸을 때 반드시 생기는 것인데 골반이 틀어져 있거나 관절에 문제가 있으면 그 움직임의 폭이 커진다.

걸을 때 생기는 머리의 좌우 움직임은 평균치로 4.5cm 이다. 뼈나 관절, 근육에 문제가 없으면 평균치 이하의 수치가 나온다.

그런데 무릎이나 허리에 장애가 있어서 통증을 완화시키려고 한쪽 다리에 중심을 실어 걷는 사람은 좌우 움직임의 폭이 커진다.

극단적인 예로 설명하면 목발을 짚고 걸었을 때처럼 몸이 좌우로 크게 움직이게 되는 것이다.

상하 움직임은 평균치로 2.5cm이다.
좌우 움직임과 마찬가지로, 근골계에 문제가 있으면 이

폭이 10cm 가까이로 늘어난다.

걷는 주기를 보면 다리가 뻗어 있는 상태(중간유각기 Mid swing, 중간입각기Mid stance)일 때 머리의 위치가 가장 높다. 무릎이 구부러진 상태(전유각기Preswing, 체중부하기 Loading response)일 때 머리의 위치가 가장 낮아진다.

상하 움직임이 크다는 것은 중력을 골반아치로 지탱하고 있는 것이 아니라 무릎이나 고관절, 요추로 직접 받고 있다는 것이다. 즉, 중력을 이기지 못한 걸음걸이가 되는 것이다.

이런 극단적인 방법으로 계속 걷게 되면 언젠가는 변형성 관절증 등의 심각한 증상이 나타나게 되고, 빠르게 걷기는커녕 걷는 것조차 어려워질 수도 있다.

무릎이나 고관절의 변형성 관절증은 관절강이라는 두 개의 뼈 틈새가 좁아지면서 생긴다.

뼈끼리 직접 부딪히기 때문에 극심한 통증이 따른다.

젊을 때는 관절강이 넓어서 뼈가 부드럽게 움직여지고 잘 손상되지 않기 때문에 조금은 무리를 해도 문제가 없

보행 중에 생기는 머리의 좌우 움직임

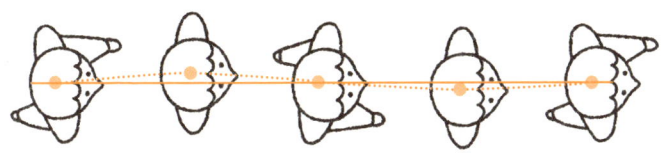

주) 머리의 좌우 움직임 폭 평균값은 4.5cm이다.
출처) Newman 2005

보행 중에 생기는 머리의 상하 움직임

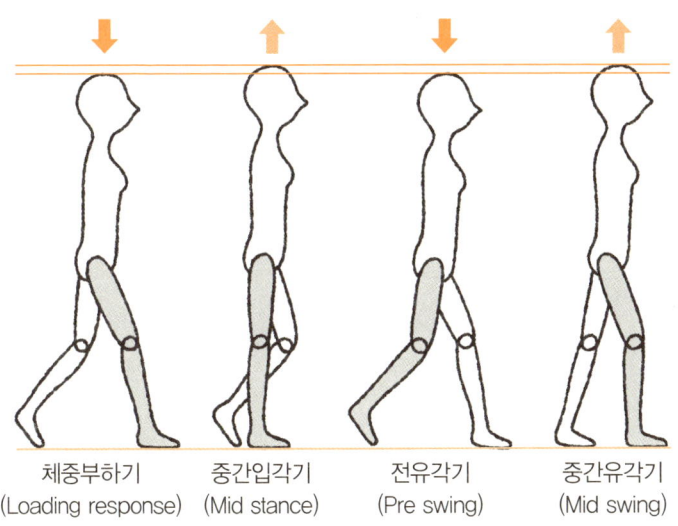

| 체중부하기 | 중간입각기 | 전유각기 | 중간유각기 |
| (Loading response) | (Mid stance) | (Pre swing) | (Mid swing) |

주) 머리의 최저지점과 최고지점 사이의 차이 평균값은 약 2.5cm이다.
출처) Newman 2005

다. 하지만 중력을 버티지 못하는 생활을 계속하다 보면 나이와 함께 관절강이 점점 좁아지게 된다.

또 고관절이 굳어지면 고관절이 뒤로 움직여지지 않기 때문에 고령자의 걸음걸이처럼 다리가 뒤로 뻗어지지 않게 된다. 그렇기 때문에 허리나 무릎으로 중력을 직접 받게 되어 허리나 무릎을 더욱 손상시키는 것이다.

이런 현상을 방지하기 위해서는 항중력근인 파워하우스 근육을 단련시켜 몸에 부담이 되지 않도록 바른 자세로 걷는 것이 중요하다.

시선의 위치를 고정시켜 그 시선이 상하로 움직이지 않도록 걸으면 골반이 안정되고 고관절이 앞뒤로 잘 움직여지기 때문에 저절로 다리를 뒤로 길게 뻗을 수 있다.

바른 자세로 걸으면 다리가 부드럽게 움직인다. 이 자세를 소리로 설명하자면 슥슥 걷는다는 느낌이다.

여기서 주의해야 할 점은 앞으로 다리를 크게 벌려 걷지 않도록 해야 한다는 것이다. 앞으로 다리를 크게 벌려 걷게 되면 골반이 좌우로 흔들려 하반신에 쓸데없는 힘이 들어가게 된다. 이 상태로는 파워하우스 근육은 사용할 수 없다.

　이것 또한 소리로 설명하자면 '턱턱' 걷는다는 느낌이라고 할 수 있다.

　머리가 상하좌우로 너무 움직인다는 것은 중력을 이기지 못하는 걸음걸이, 즉 몸에 부담을 주는 걸음걸이를 하고 있다는 것이다. 그런 걸음걸이는 **머지않아 무릎이나 고관절, 허리 등에 큰 장애가 생길 것이라는 신호이다.**

　걸을 때 머리가 어느 정도 상하좌우로 움직이는지 스스로 파악하기는 쉽지 않다. 그렇기 때문에 항상 시선의 위치를 고정시켜 걷도록 하자.

•바른 자세를 스스로 체크해보자.

바른 자세란 옆에서 봤을 때 귀, 어깨, 허리, 무릎, 복사뼈가 일직선이 된 상태이다. 그리고 앞에서 봤을 때는 코, 명치, 배꼽, 양다리의 중앙이 일직선이 된 상태이다.

이때 **아랫배나 허리, 골반 주변에 있는 파워하우스 근육을 의식해서 힘을 꽉 주고 서서 중심을 몸 중앙에 둔다.**
파워하우스 근육에 힘이 들어가 있으면 허리가 젖혀지거나 등이 구부정해지지 않을 것이다.

파워하우스 근육은 다소 광범위하기 때문에 배꼽에서 약 5cm 아래 부분을 의식해서 힘을 주면 된다. 그 지점을 의식하면 몸의 축이 바로 잡힐 것이다.

반복해서 말하지만, 자세가 바로 잡히지 않으면 빠르게 걸을 수 없다.

먼저 자신의 자세를 자각하는 것부터 시작하자.
그러기 위해서는 객관적으로 지금의 상태를 아는 것이

우선이다.

가족이나 친구에게 부탁해서 흰색 벽 앞에 선 자신의 앞모습, 옆모습, 뒷모습의 전신사진을 찍는다.

그리고 다음과 같은 사항을 체크하자.

●**앞모습 사진**
  □ 코→명치→배꼽→양다리의 중앙이 일직선이 되어 있는가?

●**옆모습 사진**
  □ 귓불→어깨→중지→복사뼈의 조금 앞부분이 일직선이 되어 있는가?

●**뒷모습 사진**
  □ 양 귓불, 양쪽 어깨, 골반의 좌우 높이가 고른가?

특히 옆모습 라인이 흐트러진 사람은 파워하우스 근육이 쇠퇴해서 몸이 틀어져 있는 상태이다. 무릎통증, 요통, 어깨결림, 또는 신체기능 저하 등 이미 어떠한 증상이든 나타나 있을 수도 있다.

이런 상태를 개선하기 위해서는 평소에 파워하우스 근육을 의식하면서 자세를 바로잡아야 한다.

일상생활에서 항상 바른 자세를 유지하는 습관을 들이면 골반이나 척추가 정상적인 위치로 되돌아온다. 보기에도 상당히 젊어 보이게 될 것이다.

바른 자세를 만드는
KIZU식 운동법 ①

젖혀진 허리나 구부정한 등을 개선하고 파워하우스 근육도 키울 수 있는 아름다운 자세를 만들기 위한 KIZU식 운동법 두 가지를 소개한다.

올바른 걷기를 시작하기 전에 반드시 이 운동을 실시하기 바란다.

먼저 틀어진 골반을 바로잡으면서 장딴지 스트레칭도 되는 운동이다.

① 벽에 양손을 대고 양다리를 크게 뒤로 당겨 허리를 펴고, 양다리를 가지런히 모아 장딴지 스트레칭 자세를 잡는다.

장딴지가 적당히 펴졌을 때 다리에서 골반, 등뼈에 걸친 라인이 일직선이 되도록 의식하기 바란다.

배나 엉덩이가 나와서 라인이 흐트러지면 스트레칭 효

장딴지 스트레칭

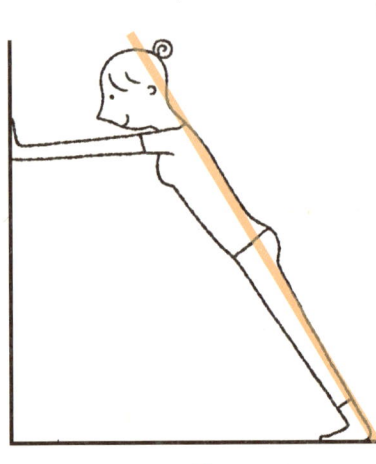

① 먼저 양다리를 모아 장딴지 스트레칭 자세를 잡는다. 뒤꿈치가 바닥에서 떨어지지 않도록 하며, 장딴지가 적당히 펴졌을 때 다리~골반~등뼈에 걸친 라인이 일직선이 되는 것이 요령이다.

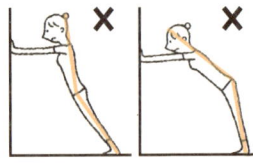

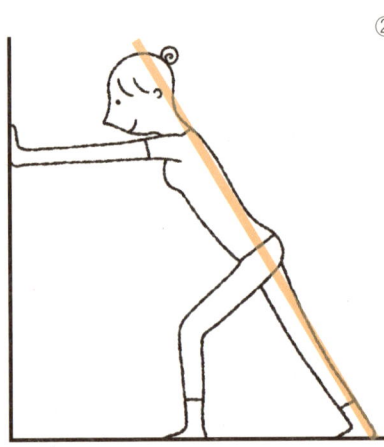

② 다음으로 한쪽 다리를 앞으로 내밀어 뒷다리를 쭉 편다. 이때도 다리~등뼈~골반에 걸친 라인을 일직선으로 유지한다. 어깨에 힘이 들어가지 않도록 하는 것이 요령이다.

과가 떨어지므로 주의하자.

파워하우스 근육에 힘을 주면 라인을 곧은 일직선으로 만들 수 있다.

② 다음으로 한쪽 다리를 앞으로 내밀고 뒷다리를 쭉 편다. 뒤꿈치를 바닥에 댄 채로 장딴지를 확실하게 늘린다.

이때도 다리에서 골반, 등뼈에 걸친 라인이 일직선이 되도록 의식하면서, 호흡을 들이쉬고 내쉰다. 반대편 다리도 동일하게 진행한다.

좌우교대로 5회씩 실시한다.

바른 자세를 만드는
KIZU식 운동법 ②

다음으로 간단하게 바른 자세를 만들 수 있는 운동이다. 한 세트 5회 정도, 하루에 3~4세트 지속하면 자세를 바로잡는 효과를 볼 수 있다.

> **① 벽 모서리나 기둥 모서리 부분에 등을 가볍게 대고 선다.**

파워하우스 근육(배꼽에서 5cm 아래)에 힘을 주고 벽 모서리에 하복부를 누르듯이 대고 선다.

> **② 다음으로 크게 숨을 들이쉬면서(폐 상부로 공기를 들어 마시듯이) 쇄골을 멀리 내보내듯이 흉부를 연다.**

기둥 모서리에서 파워하우스 근육이 뜨지 않도록 주의한다.

올바른 자세를 위한 기둥체조

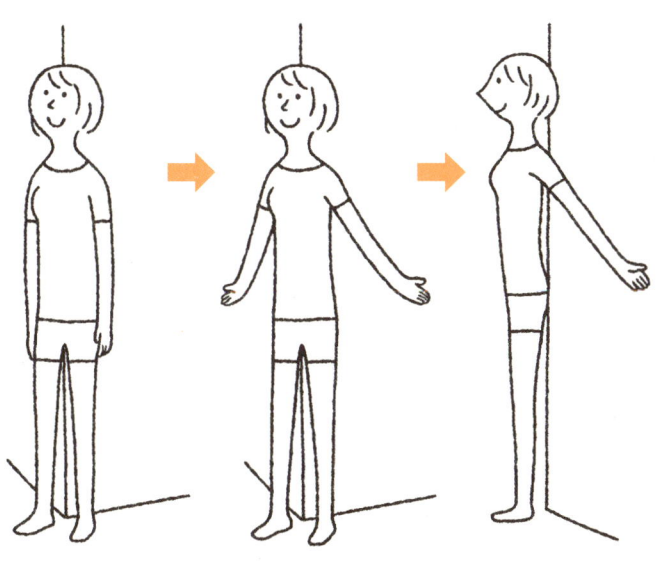

① 기둥 모서리에 등을 대고 선다.

② 기둥 모서리에서 파워하우스 근육이 뜨지 않도록 주의하면서 쇄골을 멀리 내보내듯이 연다(가슴을 여는 느낌).

③ 견갑골을 뒤로 구부리고 팔, 손, 손가락 순서로 뒤로 감싼다.

③ 가슴을 벌려 견갑골을 뒤쪽으로 구부리면서 팔, 손, 손가락 순서대로 양팔을 뒤로 감싼다.

파워하우스 근육을 모서리에 댄 상태를 유지하면서 등쪽에서 견갑골이 닫히는 것을 느끼기 바란다.

이 운동을 실시할 때에 주의해야 할 점은 일반적으로 가슴을 크게 열어 호흡하면 자연스럽게 허리가 휘어지기 쉽다는 것이다.

이때 하복부의 파워하우스 근육에 힘이 들어가서 하반신이 안정되면 허리는 휘어지지 않고 가슴이 열려 있는 느낌을 받을 수 있다.

호흡법은 파워하우스 근육을 모서리에 대고 아랫배를 집어넣으면서 '후~' 하고 천천히 입으로 숨을 내뱉는다. 더 이상 내뱉을 수 없을 정도까지 숨을 내뱉는다.

힘들어지면 코로 숨을 들이마신다. 자연스럽게 가슴이 벌어지고 공기가 가득 들어온 것을 느낄 수 있다.

혈관을 강하게 만드는 걷기를 시작하자!

바른 자세를 마스터하면 나머지는 그 자세를 유지하면서 걷는 것만으로도 바르게 걸을 수 있다.

처음에는 여러 가지로 너무 의식한 나머지 부자연스러운 걸음걸이가 될 수도 있지만, 작은 요령만 터득하면 누구나 간단하게 할 수 있다. 올바른 방법으로 걸으면 체간이 안정되어 골반의 틀어짐이 해소된다. 치마나 목걸이가 돌아가는 일도 줄어들 것이다.

그렇다면 올바른 걷기를 마스터하는 요령에 대해 자세히 설명한다.

① 먼저 바른 자세를 만드는 두 가지 운동법을 실시하고 바른 자세를 만든다.

② 다음으로 진행방향을 향해 배꼽에서 곧은 직선라인이 나온다는 느낌으로 앞을 똑바로 바라본다. 배

꼽 밑 5cm 부근에 힘을 주고 파워하우스 근육을 의식한다. 이로써 몸의 축이 바로 잡힌다.

③ 떠올린 라인에서 배꼽 위치가 틀어지지 않도록 의식하면서 걷는다.

④ ③의 이미지로 걸으면 자연스럽게 골반과 견갑골이 좌우로 흔들리지 않게 된다. 이때 골반의 좌우에 손을 대고 걸으면 골반이 좌우로 흔들리지 않는 걸음걸이를 쉽게 만들 수 있다.

⑤ 발끝을 진행방향으로 똑바로 내밀어 걷는다. 이때 줄타기하듯이 선 위를 걷는 것처럼 걷지 않도록 주의하자.

⑥ 체간을 직사각형이라고 생각하면서 그 형태를 유지하면서 걷는다. 그런 이미지를 떠올리면서 걸으면 자연스럽게 빠르게 걷게 된다. 한쪽 다리에 체중을 실기 전에 다른 한쪽 다리를 내밀기 때문에 몸이 가볍게 느껴지고 뜬 것 같은 감각이 들 것이다.

올바른 걷기를 마스터하는 방법

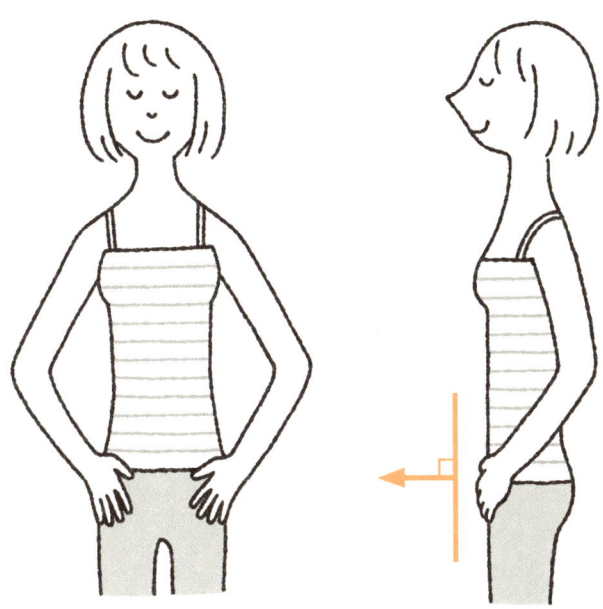

① 골반의 튀어나온 뼈를 감싸도록 손을 대면서 걸으면 파워하우스 근육을 의식하면서 걸을 수 있다.

② 옆에서 봤을 때 손이 진행방향을 기준으로 지면과 수직이 되도록 의식하자.

⑦ 걷는 속도의 기준으로서는 5초 간 10걸음이다. 혹은 1km를 15분 전후로 걷는 것을 추천한다.

⑧ 자신에게 최적의 부하를 가하는 운동의 심장박동 수를 계산식(제2장 참조)으로 구하고 나서 손목시계형 측정기를 사용하여 심장박동 수를 측정하면서 걸으면 즐겁게 걸을 수 있다.

하루에 20분 이상을 목표로 몸의 축이 흔들리지 않도록 걷기 바란다. 속도가 올라가면 동시에 다리나 팔을 자연스럽게 흔들면서 걷게 될 것이다.

여름철에는 수분을 보충하면서 걷도록 하자.

혈관을 강하게 만드는 걷기의 셀프체크 포인트

올바른 자세로 빠르게 걷기.

매우 간단한 걷기지만 실제로 자신이 올바른 자세로 걷고 있는지 궁금한 사람도 많을 것이다. 여기서 올바른 걷기를 하고 있는지를 셀프체크 할 수 있는 포인트를 몇 가지 소개한다.

바른 자세로 걸으면 좌우의 체중이동이 재빠르게 이루어지기 때문에 자연스럽게 속보가 된다.

한쪽 다리에 체중을 실기 전에 다른 한쪽 다리를 내밀기 때문에 자연스럽게 속보가 되는 것이다.

다리가 원활하게 움직여지지 않을 때는 걸을 때의 시선을 확인하자.

목표를 향해 배꼽에서 똑바로 뻗는 가상라인을 떠올리면서, 시선을 그 라인에 고정시키면 골반이 고정되어 다리가 원활하게 움직여진다.

체크 포인트②   발소리가 나지 않는다.

발소리도 중요한 체크 포인트이다.

지면에 발이 착지할 때 '턱턱' 하는 큰 소리가 나는 경우에는 **잘못된 방법으로 걷고 있다는 증거다.** 중력을 이기지 못해 발을 지면에 내던지듯 걷는 소리이다. 발바닥에 전해지는 충격은 경우에 따라서 무릎통증의 원인이 되어 좋지 않다.

지면을 부드럽게 밟고 다리를 너무 높게 들지 않도록 주의한다.

발바닥이 착지하는 순서도 중요하다. '뒤꿈치 → 엄지발가락 안쪽 바닥 → 발끝' 순서이다.

맨발로 이 방법으로 걸으면 발소리가 거의 들리지 않는다.

또 무릎이 정상적인 상태를 유지하기 때문에 변형성 슬관절증의 예방으로도 이어진다.

체크 포인트③ 뒤로 뻗은 다리가 길게 느껴진다.

올바른 걷기에서는 앞으로 다리를 크게 벌려 내미는 것이 아니라 뒤로 다리가 뻗어지도록 걷는다. 앞으로 크게 다리를 내미는 것이 아니라 **뒤쪽으로 다리가 크게 남겨지는 느낌이 들도록 걷는다.**

이런 현상은 파워하우스 근육에 힘이 들어가서 몸의 축이 안정되어 있다는 증거이다.

뒤로 다리가 뻗어 있을 때는 다리 허벅지 앞쪽근육(장요근)이 늘어나고, 허벅지 뒤쪽근육(햄스트링과 대전근)이 수축된다.

그렇기 때문에 뒤로 뻗은 다리가 길게 느껴지는 것이다.

몸이 앞으로 기울어지면 다리는 자연스럽게 앞으로 내딛을 수 있지만, 뒤로 뻗은 다리는 길게 느껴지지 않는다.

걷고 있을 때 뒤로 뻗은 다리가 길게 느껴진다는 것은 제대로 지면을 차고 있다는 뜻이기 때문에 자연스럽게 속보가 되는 것이다.

체크 포인트④ 다리가 의식되지 않는다.

다리를 의식하면 다리에 쓸데없는 힘이 들어가고 오히려 부자연스러운 걸음걸이가 되어버린다.

의식해야 하는 부분은 다리가 아니라 발끝 방향과 파워하우스 근육이다.

파워하우스 근육을 의식하고 힘을 줌으로써 항중력을 사용한 상태가 되기 때문에, 골반아치에서 다리로부터 전해지는 힘을 똑바로 위로 전달할 수 있고 몸에 부담을 주지 않는 올바른 자세를 잡을 수 있는 것이다.

이 상태가 바른 자세(상반신을 열고 하반신을 조이는 자세)이다.

올바른 자세로 걸으면 다리가 자유롭고 부드럽게 움직여지게 된다.

체크 포인트⑤ 심호흡을 하면서 걸을 수 있다.

가슴(상반신)을 열고 심호흡을 하면서 걸을 수 있다면 올바른 자세로 걷고 있다는 증거이다.

'파워하우스 근육에 힘을 주고'라고 하면 복근(복직근)에 힘을 과도하게 주는 사람들이 있다. 그러나 이 상태로는 파워하우스 근육을 사용할 수 없다.

복근에 힘을 과하게 주면 상반신이 세로로 구부러지기 때문에 등이 구부정해지게 되고 호흡도 상당히 얕아진다.

제대로 파워하우스 근육을 사용하고 있을 때는 등이 쭉 펴지고 가슴이 열려 있기 때문에 심호흡이 가능하다.

곧은 가상라인에 배꼽을 맞춰 시선이 흔들리지 않는다면 파워하우스 근육을 잘 사용하고 있다는 증거이다.

절대로 무리해서는 안 된다!

이 책에서는 올바른 자세로 빠르게 걷는 것이 얼마나 몸에 좋은지에 대해 여러 각도에서 설명했다.

혈관에 적당한 부하를 가하는 속보가 혈관을 강하게 한다는 것은 의외로 잘 알려지지 않은 사실이다. 격한 운동은 할 필요가 없는 것이다.

또 자신에게 최적의 운동강도를 알기 위한 방법은 심장박동 수를 기준으로 하는 것이 가장 좋다. 제1장에서 설명한 간단한 계산식으로 산출할 수 있다.

사람은 혈관과 함께 나이를 먹는다.

그러나 스스로 '혈관이 노화됐다.'고 자각하는 사람은 없다.

혈관의 노화를 스스로 깨닫기 위해서는 혈압을 체크하는 것이 가장 좋은 방법이다. 나이를 먹으면서 함께 혈압이 올라갔다면 틀림없이 '혈관의 노화＝동맥경화'가 시작되었다고 생각하면 될 것이다.

혈관의 노화를 예방하기 위한 가장 적합한 운동은 '바른 자세로 빠르게 걷기'이다.

바른 자세로 빠르게 걷기 위해서는 틀어진 골반을 바로 잡고, 바른 자세를 유지할 수 있도록 하는 것이 무엇보다 중요하다.

그리고 그것을 위해서는 체간을 단련시키는 것이 필수 불가결하다.

특히 심층근 중 네 가지 파워하우스 근육(복횡근, 횡격막, 다열근, 골반저근군)을 단련시키는 것이 매우 중요하다.

건강하게 장수하고 싶다면 그리고 병을 앓고 싶지 않다면 지금부터라도 바로 올바른 자세 만들기, 혈관을 강하게 만드는 걷기를 완벽하게 터득해서 일상생활 속에 정착시키도록 하자.

그러나 골반이 심하게 틀어져 있는 사람이나 관절이나 고관절 통증이 있는 사람, 요통이 심한 사람은 결코 무리해서는 안 된다.

지병이 있는 사람은 먼저 올바른 자세를 마스터하는 것부터 시작하자.

올바른 자세가 어떠한 것인지 이해하고 자신의 몸으로

체감하는 것만으로 큰 의미가 있다.

올바른 자세를 유지하는 것만으로 건강의 열쇠를 쥐는 파워하우스 근육이 단련된다.

지병이 있다면 안이한 자기 판단은 금물이다.

안이한 자기 판단으로 걸으면 증상이 악화될 가능성이 있다.

전문의와 의논하면서 실행하기 바란다.

제5장

빠르게 걸으면
인생이 달라진다!

걷는 능력이 좋은 고령자는 의식이 뚜렷하다.

2014년 3월에 구마모토熊本대학 문학과 인지심리학 연구실이 시행한 흥미로운 연구결과가 독일 뇌과학잡지 온라인판 「Experimental Brain Research」에서 발표되었다.

이 연구에서 **치매나 하반신에 운동장애가 없는 건장한 고령자의 경우 빠르게 걸을 수 있는 사람일수록 기억력(워킹메모리)이 뛰어나다는 사실이 밝혀졌다.**

워킹메모리란 동작기억, 작업기억을 가리키며 목적을 달성할 동안에만 기억을 해둬야 하는 일시적인 기억의 작용을 말한다. 그리고 워킹메모리는 고령자층에서 급속하게 저하된다고 알려져 있다.

이 연구에서는 워킹메모리와 운동능력의 관계를 조사했다. 워킹메모리는 섬세한 손재주 사이와는 깊은 상관관계를 보이지 않은 반면, 보행능력과는 깊은 상관관계를 보였다.

이런 결과로 미루어보면, **빠르게 걸을 수 있는 운동능력을 유지하면 치매에 관련된 인지기능의 저하를 억제할 수 있을 가능성이 있다고 여겨진다.**

그러나 올바른 자세로 걷지 않으면 나이가 들면서 변형성 관절증 등의 질환을 앓게 될 가능성이 높아진다. 그 결과 심장이나 혈관의 지병으로 이어질 위험성도 높아지는 것이다.

또 잘못된 걸음걸이를 지속하면 고관절이나 무릎, 요추 등에 부담이 되어 변형성 고관절증이나 변형성 슬관절증, 척주관 협착증 등의 질병에 걸려 걸을 수 없게 되는 사람도 적지 않다. 이것은 간병이 필요한 상태가 될 가능성이 매우 높은 상태이다.

일본정형외과학회의 2007년 발표에 따르면, 간병이 필요해지는 원인의 21.5%(관절질환 12.2%, 넘어짐·골절 9.3%)가 걸을 수 없게 되는 운동기 질환에 따른 것이었다.

걸을 수 없게 되면 근육이나 뼈는 급격히 쇠퇴하고, 뇌 자극이 극단적으로 줄어 뇌의 기능이 저하되고 악순환의

고리에 빠져버리는 것이다.

2012년에 후생노동성은 치매환자 수가 약 305만 명에 도달했다고 발표했다. 2020년에는 410만 명으로 늘어날 것으로 예상하고 있다.

치매는 두 종류로 구분된다. 첫 번째는 '알츠하이머형 치매'이다. 이 병은 노인성반점(아밀로이드베타 단백질)이라 불리는 검버섯과 같은 것이 뇌에 늘어나서 발생한다.

또 다른 하나는 '뇌혈관성 치매'이다. 이는 동맥경화로 인해 뇌의 혈관이 막히거나 파손되어 일어나는 장애이다.

치매의 원인은 여러 가지 있는데, 그중 하나인 운동부족이 관련되어 있다고 한다. 운동부족과 치매 발생의 관계를 보여주는 연구결과는 매우 많다.

제1장에서 소개한 나카노조마치의 조사에서는 하루에 7천 보(속보 15분을 포함)를 걸었던 고령자 그룹 중에서 치매기를 보인 사람은 한 명도 없었다.

또 하루 5천 보(속보 7.5분을 포함)~7천 보(속보 15분을 포함)를 걸었던 그룹에서 치매기를 보인 사람은 1%에 불과했다.

걷는 것은 손을 사용하거나 잘 씹거나 하는 것 이상으로 뇌의 혈류를 촉진하는 효과가 있다. 근육을 사용하면 말초에서 전해지는 자극이 신경을 타고 뇌로 전달되어 세포를 활성화시키는 것이다.

빠르게 걷는 것과 뇌 기능은 밀접한 관계가 있다.

당뇨병, 지질이상증에도 효과적

우리의 몸은 포도당을 주된 에너지원으로 삼아 생명활동을 유지하고 있다.

이 포도당을 조직이나 근육에 흡수시키는 역할을 하는 것이 인슐린이라는 호르몬이다.

인슐린 분비가 부족하거나 조직이나 근육에 잘 흡수되지 않으면 혈액 안에 포도당이 넘쳐서 혈당치가 올라간다.

당뇨병은 혈관질환이라고도 불린다.

그 이유는 혈당치가 높은 상태가 장기간 계속되면 혈관에 장애가 일어나서 동맥경화는 물론 당뇨망막병증, 당뇨병성신장증, 당뇨병성신경증 등을 일으키기 때문이다.

또 내장지방이 체내에 과도하게 축적되면 인슐린의 작용이 저하되어 고혈압이나 지질이상이 야기된다.

내장지방증후군은 체내에 과도한 내장지방이 축적되어 고혈당, 고혈압, 지질이상 등 증상이 발생한 상태이다. 이와 같은 상태에서는 당뇨병에 걸릴 가능성이 높으나 이를 저지하기 위해서는 운동이 매우 효과적이다.

제1장에서 설명했듯 적절한 부하를 주는 운동은 혈관을 강하게 만든다.

적절한 부하를 가하는 운동은 동맥경화를 방지하며 혈관을 건강한 상태로 유지시키고 뇌졸중이나 심근경색 등의 혈관에 관련된 질환을 예방한다.

적절한 부하를 주는 운동은 왜 몸에 좋을 영향을 미칠까?

몸을 움직이면 전신의 근육이 이완과 수축을 반복한다. 이에 따라 영양소나 산소의 소비량이 급격히 늘어난다.

운동으로 근육세포 속에서 AMP 키네이스가 활성화되고, 혈액 안의 당분을 세포막에서 세포 속으로 흡수시키는 포도당 수송체(glucose transporter, GLUT4)**가 세포의 표면으로 이동하기 때문에 인슐린 저항성의 개선으로도 이어진다.**

또 적절한 부하의 유산소 운동을 하면 근육은 가장 먼저 글리코겐 등을 연소시켜 움직이는데, 그것으로 부족해지면 다음으로는 지방을 연소시킨다.

이때 **내장지방부터 연소시키기 때문에 비만이나 내장지방증후군 개선에도 효과적이다.**

이것은 지질의 대사효율을 개선시키기 때문에 혈액 안의 중성지방이나 LDL 콜레스테롤을 줄여 지질이상증을 개선한다.

운동이 혈관에 좋은 이유는 더 있다.

운동으로 자극을 받은 내피세포는 활성화되고 혈관이 수축하거나 이완하는 기능이 개선되며 또 동맥경화의 플라그를 안정화시키는 기능이 증대된다.

또한, 운동으로 새로운 혈관의 구축을 촉진시키는 기능도 확인된 바 있다.

앞서 설명한 나카노조마치의 조사에 따르면 하루에 8천 보(속보 20분을 포함) 이상을 걸은 고령자 그룹에는 혈당치가 높은 사람이 별로 없었다.

혈당치가 높은 그룹에서 하루 8천 보(속보 20분을 포함)를 걸어서 혈당치가 떨어진 사례가 다수 있었다.

높았던 혈당치가 운동으로 저하되는 것은 운동이 인슐린의 효력을 높여주기 때문이다.

　빠르게 걷는 것은 당뇨병이나 지질이상증에도 효과적이다.

요통 · 무릎통증 · 어깨결림이 개선된다.

십수년 전까지는 요통이라고 하면 육체노동을 하는 사람이나 농사를 짓는 사람들에게서 주로 볼 수 있었던 증상이었다. 그러나 **현대에 와서는 20~30대 젊은 세대 사람들 중에도 요통으로 괴로워하는 사람들이 늘어나고 있다.**

사무실에서도 자택에서도 장시간 앉아서 지내는 경우가 많기 때문에 운동부족 상태에 빠지는 것은 당연한 결과이다. 이런 상태로는 파워하우스 근육이 점점 쇠퇴되어 버린다. 이것이 주된 원인 중 하나이다.

지금까지 파워하우스 근육의 중요성에 대해 수차례 설명했지만, **파워하우스 근육은 요추나 추간판을 제대로 지탱하기 위한, 말하자면 인체에 착용한 코르셋과 같은 기능을 하고 있는 것이다.**

사무실에서 앉아서 일하든 선 채로 일하든 상관없이 장시간 같은 자세를 취하다 보면 사용하는 근육의 종류도 한정되며, 근육이 경직되기 쉬워지고 혈액순환에 문제가 생긴다.

등이 구부정한 자세도 요통이나 무릎통증이 생기는 원인 중 하나이다.

등뼈가 구부정해지면 균형을 잡으려고 골반이 뒤로 기울어져 체중이 허리나 무릎으로 집중된다. 체간을 지탱하지 못하게 되고 그것이 요통이나 무릎통증으로 이어진다.

또 등이 구부정한 사람은 어깨결림이 생기기도 한다.

본래, 인체의 뼈는 등뼈의 아름다운 S자 굴곡이나 골반 아치 등으로 중력을 잘 분산시켜 무거운 머리를 떠받치도록 만들어져 있다.

그러나 **등이 구부정해서 자세가 나빠지면 체간이 무너지고 목이나 어깨에 불필요한 부담이 가해지므로 근육이 피로해져서 경직되고 혈액순환이 악화되어 어깨나 목에 중압감을 느끼게 된다.**

목이나 어깨근육이 피로해지는 원인 중 하나로 약 5~6kg이나 되는 머리를 지탱하고 있는 것을 들 수 있다.

머리 무게를 1L 페트병의 물로 환산하면 무려 6병이나 된다!

그렇게 무거운 물건이 몸의 가장 위에 얹혀 있기 때문에, 체간이 견고하게 받혀주지 않으면 피로가 쌓이는 것은 당연한 이야기다.

또한 내장을 지탱하는 파워하우스 근육이 쇠퇴하면 내장이 하수되기 쉬워지기 때문에, 변비나 어깨결림 등의 원인 모를 저림과 통증이 생긴다.

빠르게 걷는 것은 몸의 수많은 근육을 사용하는 훌륭한 전신운동이다.

올바른 자세로 걸으면 건강의 열쇠를 쥐는 파워하우스 근육이 단련된다.

건강한 파워하우스 근육이 있으면 요추나 추간판, 내장을 원래 위치에서 유지시킬 수 있다.

파워하우스 근육은 올바른 자세를 유지시켜주는 근육이기도 하기 때문에, 자세가 제대로 잡히고 몸의 축도 곧아지게 된다. 즉, 무릎에도 쓸데없는 부담을 가하는 일이 없어진다.

많은 근육을 사용하며 걸으면 전신의 혈액순환이 좋아지고 근육피로도 사라진다.

그래픽 디자이너인 50대 남성에 대한 이야기다.

그는 업무가 상당히 바쁜 편으로 때로는 자정 가까운 시간까지 업무를 마무리해야 하는 일상을 보내고 있었다. 당연히 거의 매일 장시간을 의자에 앉아서만 생활했다.

나이가 들면서 점점 요통이 심해져서 결국은 앉을 수조차 없을 정도로까지 악화되고 말았다.

전문의를 찾아가도 제대로 된 치료법을 찾을 수 없었다.

그래도 일은 해야 했던 그는 의자에 앉을 수 없었기 때문에 높은 선반 위에 컴퓨터를 두고 선 채로 일하기 시작했다.

마침내 그는 '수술은 하고 싶지 않다.'는 생각으로 우리 클리닉을 방문했다. 시술 후 나는 그에게 이런 조언을 했다.

'매일 속보걷기를 해보세요.'

그날부터 그는 집 주변을 매일 1시간 정도 산책을 하게 되었다.

그리고 반 년이 지났을 때 그의 요통은 완전히 사라졌다.

요통이나 어깨결림에도 빠르게 걷는 것은 매우 효과적인 것이다.

날씬한 다리 만들기의 효과가 높아진다.

상반신과 하반신은 사실은 살이 찌는 원인이 다른 경우가 대부분이다.

상반신은 지방에 의해 살이 찌고 하반신은 근육에 의해 살이 찐다.

그렇기 때문에 상반신은 간단한 운동이나 식사조절로 날씬해질 수 있지만, 하반신은 그 방법으로는 좀처럼 가늘어지지 않는다.

다리와 허리에는 전신근육 중 2/3의 근육이 몰려 있다.

날씬한 다리를 만들기 위해서는 다리만으로 걷지 않는 것이 가장 중요하다.

제4장에서 설명했듯이 올바른 걷기는 파워하우스 근육을 사용해서 체간을 고정시키며 걷는 것이다.

그렇게 되면 힘을 주지 않아도 다리는 저절로 부드럽게 회전하고 근육이 균형 있게 붙게 된다.

파워하우스 근육이나 엉덩이 근육을 사용하지 않고 **다리근육만으로 걷는 사람은 허벅지 근육만 발달하여 허벅지 바깥쪽에 튼실하게 근육이 붙어 밖으로 드러나게 된다.**

그러나 **파워하우스 근육을 사용하며 걸으면 엉덩이 근육도 함께 사용하게 되기 때문에 근육이 허벅지 바깥쪽에만 붙는 일이 없어진다.**

그야말로 올바른 걷기는 다리를 날씬하게 만들기에 적합한 워킹이다.

서는 자세를 바꾸는 것도 날씬한 다리 만들기로 이어진다.

올바른 자세를 익히면 사용할 필요가 없는 근육(허벅지 바깥쪽 근육 등)**과 사용해야 하는 근육**(파워하우스 근육, 엉덩이 뒤쪽근육, 허벅지 안쪽근육 등)**을 자연스럽게 알 수 있게 된다.**

사용해야 하는 근육을 잘 사용하게 되면 볼록하게 나온 배도 사라지고 하복부가 날씬해진다.

또 자세가 고쳐지면 혈액순환이 좋아진다.

그리고 온몸 구석구석까지 혈액이 도달하게 되고, 세포는 산소나 영양소를 충분히 받을 수 있게 된다.

그 결과 몸이 따뜻해져서 냉증이 개선된다.

냉증이 개선된다는 것은 대사가 올라간다는 말이며, 대사가 올라간다는 것은 살이 빠지기 쉬운 몸을 만들 수 있다는 것을 뜻한다.

체온이 1도 올라가면 기초대사량은 무려 13~14%나 상승한다고 한다.

예를 들어 기초대사량이 1,100Kcal인 사람의 경우 약 150Kcal나 올라간다는 계산이다.

이 숫자는 식빵 한 장에 해당되는 칼로리와 거의 같다.

• 외모가 실제나이보다 젊어진다.

올바른 걷기가 가능해지면 진정한 의미로 올바른 자세를 이해할 수 있게 된다.

등이 구부정한 사람은 등이 펴져서 자세가 좋아지고, 아름다운 S자 굴곡을 그리는 등뼈를 얻게 되면 보기에도 젊어진다.

등이 구부정하고 허리가 아래로 쳐져 있는 사람은 스타일이 안 좋아 보일 뿐 아니라 꽤 나이들어 보이게 된다.

이 사실을 알게 된 것은 구부정한 등 때문에 고민이었던 우리 클리닉에 근무하는 한 직원의 사진을 봤을 때였다.

등이 구부정했을 때의 사진과 개선된 후의 사진을 대조해보니, 같은 머리스타일에 같은 복장, 체중의 변화도 없는데도 불구하고 개선된 후의 사진이 훨씬 젊어 보였던 것이다.

등이 구부정한 사람은 스타일이 나빠 보일 뿐 아니라

나이들어 보이기 때문에 여러모로 손해를 보게 된다.

가볍게 걷는 사람은 정말 멋있어 보인다.

이런 사람들에게 공통된 점은 내장지방증후군과는 거리가 먼 날씬한 복부와 좋은 자세를 가졌다는 것이다.

즉, 체간이 견고하게 지탱하고 있으며 파워하우스 근육이 단련되어 있다는 것이다.

젊음의 비결은 체간에 있다고 생각한다.

구부정한 등을 고치고자 할 때 주의할 점이 있다.

구부정한 등과 젖혀진 허리는 세트로 이루어져 있다는 이야기를 기억하는가?

등을 구부정하게 앉아 있는 사람이 자세를 고치려고 가슴을 앞으로 내밀어 무리하게 등을 펴기 때문에 허리가 뒤로 젖혀지게 된다.

구부정한 등을 고치려면 제4장에서 설명한 올바른 자세를 만드는 KIZU식 운동법이 효과적이다.

이 운동법을 실시하면 틀어진 골반이 제자리를 찾고 장딴지 스트레칭도 된다. 파워하우스 근육에 힘을 주기 때문에 자세교정 효과가 크다.

앞에서 말한 클리닉 직원도 이 방법으로 자세를 고쳤
다.

일상생활 속에서 항상 파워하우스 근육을 의식하는 것
도 중요하다.

사무실에서 일하면서 혹은 TV를 보거나 전철 안에서도
파워하우스 근육을 의식하는 것은 언제 어디서든 가능하
다.

그리고 **파워하우스 근육을 단련시키면서 올바른 자세를
되찾기 위해서는 올바른 걸음걸이로 빠르게 걷는 것이 효
과적이다.**

아름다운 자세도 올바른 걸음걸이도 의식하는 것에서
시작되는 것이다.

이 모든 것이 당신의 마음먹기에 달려 있다.

빠르게 걷기를
일상생활 속에 습관화하자!

걷기와 질환예방의 관계를 과학적으로 증명한 나카노조 마치의 조사는 '걷는 속도가 수명을 결정한다.'라는 결론을 내렸다.

특히 고령자의 경우에는 빠르게 걸을 수 있는지 여부를 보면 체력수준이나 건강상태를 알 수 있다고 한다.

또 보행속도는 미래의 건강도 그리고 자립도와도 크게 관련이 있다고 한다.

지금까지 여러 각도에서 속보가 좋은 효과를 가져온다는 사실에 대해 설명했는데, 이렇게 많은 장점을 가진 속보를 시작하지 않을 수 없다.

오늘부터 반드시 일상생활 중에 실천하기 바란다.

속보는 어느 정도의 속도인가? 스스로에게 맞는 효과적인 운동이란?

여기서 다시 한 번 복습해보자.

과학적으로 증명된 가장 효과적인 속보는 '살짝 땀이 배어 날 정도의 걷기', '어떻게든 대화를 이어가면서 걸을 수 있을 정도의 속보'이다. 심장박동수로 보면 1분 간 110~120 정도가 되는 유산소 운동이 가장 효과적인 운동이다.

하루하루가 정신없이 바쁜 직장인들이 평일에 속보를 위한 시간을 일부러 내는 것은 거의 불가능하다. 하지만 사실은 출퇴근시간이나 업무 중에도 가능하다.

출퇴근 중이라면 한 정거장 전에 내려서 걷기.
승강기나 에스컬레이터를 이용하지 않고 계단을 이용하기.
평소보다 조금 빠른 속도로 걷기.
올바른 자세로 서 있는지를 의식하기.

근무 중이라면 회사 내 이동은 가능한 한 계단을 이용하기.
계속 앉아 있는 상황을 피하고 두 시간에 한번은 자리에서 일어나기.
자신의 앉은 자세가 어떤지 의식하기.

이것들은 직장인뿐 아니라 다른 생활환경에 있는 사람들도 꼭 유념했으면 한다.

또 주부라면 장을 보러갈 때 걸어서 가기.
TV를 볼 때 파워하우스 근육을 의식하기.
자신의 서 있을 때의 자세를 거울로 체크하기.

일상생활 속에서도 적용할 수 있는 것들은 많이 있다.

성실한 사람들은 '하루에 8천 보 · 속보를 20분 간 하는 것이 가장 좋다.'고 하면 매일 반드시 그것을 실행해야 한다고 생각하기 쉽다.
그러나 그런 식으로 생각할 필요는 없다.

비나 눈이 내리는 날에도 반드시 매일 8천 보를 걸어야 하는 것이 아니라 좀 더 편하게 생각해도 된다.

'반드시 해야 한다.'고 생각하면 반대로 스트레스로 느껴져 걷는 것에 대한 즐거움이 사라진다. 그렇게 되면 지속할 수 없다.
'어제는 10분밖에 못 걸었지만 오늘은 20분 걸었다.'

정도로 가볍게 생각해도 된다.

가능한 범위 내에서 하면 되는 것이다.

피곤할 때는 바른 자세를 연습하는 것만으로 충분하다.

또 운동이 몸에 좋다는 것은 알고 있지만 지금까지 운동을 하는 습관이 전혀 없었던 사람은 이제 와서 시작한들 이미 늦었겠지 하며 포기하고 있지는 않은가?

이 질문에 대답이 될 만한 조사 결과가 프랑스 국립보건의학연구기구에 의해 발표되었다.

이 조사에서는 55세부터 70세까지의 건강한 남성을 상대로 현재의 운동습관과 언제부터 운동을 시작했는지에 대해 물었다.

그리고 조사한 사람들의 심장혈관계 데이터와 운동습관의 관련성에 대해 조사한 결과, 40대에 운동을 시작한 사람에게도 운동의 효과를 확실하게 확인할 수 있었다.

이미 늦었을지 모른다고 포기해버린 사람들도 바로 오늘부터 올바른 자세로 빠르게 걷는 습관을 들이기 바란다.

맺음말

나의 임상생활은 올해로 28년차를 맞이한다. 그 동안 25만 명 이상의 환자의 시술을 진행해오면서 '파워하우스 근육이 건강을 결정한다.'는 사실을 확신하게 되었다.

파워하우스 근육이 약해지면 자세가 나빠지고 몸이 틀어지며 근골격계의 장애로 이어진다. 따라서 증상을 없애고 예방을 목표로 자세를 개선하기 위해서는 이 파워하우스 근육의 강화가 필수이다.

요즘 같이 컴퓨터를 많이 사용하는 사회에서는 하루 중 대부분의 시간을 앉아서 생활하는 사람들이 많다. 그 결과로 걷는 시간이 극단적으로 줄어들고 요통이나 어깨결림 등의 원인 모를 증상은 누구나 한번쯤은 경험한 적이 있을 것으로 생각한다.

그야말로 요통은 국민병이다. 최근 몇 년 동안 젊은 세대에서도 흔하게 볼 수 있고 심지어는 초등학생들도 요통으로 내원하는 경우도 드물지 않다.

최근에는 건강지향의 추세에 힘입어, 조깅이나 워킹은 젊은층에서 중장년층에 이르기까지 폭넓은 연령층에서 인기를 얻고 있다. 단, 안타깝게도 조깅이나 워킹을 시작하고 나서 허리나 다리에 통증이 생겨 내원하는 분들도 적지 않다.

왜 그런 것일까?

그것은 골반이 틀어져 있다거나 무릎 등의 관절에 문제가 있거나 이미 어떠한 장애가 있는 상태에서 무리해서 걷거나 뛰었기 때문이다.

그 상태에서 강행하는 운동은 역효과를 불러일으키는 경우도 적지 않다. 그 결과 운동 자체를 포기해버리는 사람들도 있다.

당신은 심장이 근육으로 움직이고 있다는 사실을 이미 알고 있을 것이다.

다시 말해, 적당한 부하를 가하지 않으면 심장은 쇠퇴한다는 것을 뜻한다.

그렇다면 심장재활치료를 알고 있는가?

심장질환 등으로 수술을 받은 후에 사회에 복귀하기 위

해 실시하는 재활치료이다.

즉, 심장질환을 앓는 환자뿐 아니라 심장기능이 저하되어 있는 사람들도 심장기능을 강화시키기 위해 필요한 치료이다. 특히 40세를 지나 운동부족으로 계단을 오르내리는 것만으로 숨이 차는 사람들에게도 필요하다.

사실은 이 심장재활치료에 관심을 갖게 된 것이 환자들의 상태를 보고 나서부터이다.

요통이나 고관절 통증, 추간판 디스크, 척추관 협착증, 변형성고관절증 등의 증상을 앓으면 당연히 걸을 기회가 적어진다. 그 결과 심장기능이 저하되어 버린다.

요통이나 어깨결림으로 내원하는 환자들도 이 심장재활치료가 중요하다고 느낀 것이 이 책을 출판하게 된 가장 큰 이유이다.

공동저자인 이나지마 씨는 도쿄대학 의학부 부속병원 순환기내과의 전문가이다. 이나지마 씨에게 공동저자를 부탁한 이유는 건강증진을 위한 걷기가 아니라, 전문적인 시각을 더해 심폐기능을 강하게 만드는 몸의 축을 바로 잡는 방법을 알리고 싶었기 때문이다.

빠르게 걷는 사람일수록 건강하게 장수한다. 특히 심장 혈관계 질환을 멀리하게 되는 것이다. 빠르게 걷게 되면 혈관을 강하게 만들어 고혈압이나 동맥경화를 예방한다.

또 바른 자세로 빠르게 걸으면 파워하우스 근육을 단련 시킬 수 있고, 관절이나 근육에 부담을 주지 않고 요통이나 어깨결림 등의 통증을 겪지 않을 수 있다.

올바른 자세로 빠르게 걷기.

이 걷기를 일상생활 속에 정착시키면 건강한 몸을 만들 수 있다

꼭 오늘부터 실천하기 바란다.

마지막으로 본서 집필에 있어서 특히 많은 도움을 주신 도쿄대학 의학부 부속병원 순환기내과의 나카지마 토시아키中島 敏明 선생님, 야마모토 유미코山本 由美子 선생님을 비롯한 많은 선생님들 그리고 KIZU 카이로프랙틱 직원 여러분께 이 자리를 빌려 깊은 감사의 말을 전한다.

2014년 6월

기즈 다다아키

혈관을 강하게 만드는 걷기

초판 1쇄 발행 2017년 10월 20일
  2쇄 발행 2020년 2월 20일

발행인 박해성
발행처 (주)정진라이프
지은이 기즈 다다아키 / 이나지마 츠카사
옮긴이 조은아
출판등록 2016년 5월 11일
주소 02752 서울특별시 성북구 화랑로 119-8, 3층(하월곡동)
전화 02-917-9900
팩스 02-917-9907
홈페이지 www.jeongjinpub.co.kr

ISBN 979-11-961632-1-1   *13510

- 이 도서의 국립중앙도서관 출판예정도서목록(CIP)은 서지정보유통지원시스템 홈페이지(http://seoji.nl.go.kr)와 국가자료공동목록시스템(http://www.nl.go.kr/kolisnet)에서 이용하실 수 있습니다. (CIP제어번호 : CIP2017020151)